Urs Gisler

Geistheilung

Urs Gisler

Geistheilung

Grundlagen
Gesetzmäßigkeiten
Möglichkeiten

Aquamarin Verlag

Deutsche Originalausgabe:

1. Auflage 2015

Voglherd 1 • 85567 Grafing
www.aquamarin-verlag.de

Umschlaggestaltung: Annette Wagner

Druck: C.H. Beck • Nördlingen

ISBN 978-3-89427-755-0

INHALT

TEIL IV

VORWORT

Es gibt immer wieder einmal jene seltenen Augenblicke, in denen man auf einen Menschen trifft, den man auf Anhieb für authentisch hält. Meine erste Begegnung mit Urs Gisler war ein solcher Moment!

Ich hatte auf einem großen Seminar in Zürich die Moderation für eine Tagung zum Thema „Heilen" übernommen. Urs Gisler stand nicht auf dem Programm; aber plötzlich stand er am Rednerpult. Ich hatte gerade einmal zwei Minuten vorher die Information erhalten, dass er – ganz spontan – für einen verhinderten Referenten einsprang. Aufgrund der Kurzfristigkeit hielt er seinen Vortrag gewissermaßen aus dem Stegreif. Und der Vortrag war brillant!

Die Zuhörer spürten sofort: Hier spricht jemand über ein Thema, zu dem er wirklich kompetent etwas sagen kann. Mit jedem Satz wurde deutlich, dass hier die Erfahrung von vielen Jahrzehnten Arbeit mit Patienten auf dem weiten Feld des Geistigen Heilens vorlag. Wenn man selbst seit vielen Jahren mit dem Thema „Heilen" beschäftigt ist, dann empfindet man es als wohltuend, wenn darüber ohne Ego und ohne Selbstbeweihräucherung gesprochen wird. Wenn schon jemand laut verkündet: „Ich kann Sie heilen!" – dann kann man gleich das Weite suchen. Wer wirklich die Gabe des Heilen geschenkt bekommen hat, der ist demütig und dient. Bei Urs Gisler war unverkennbar: Er diente seiner Sache!

Nach seinem Vortrag gab ich ihm meine Karte mit den Worten: „Sollten Sie jemals daran denken, ein Buch zu schreiben, dann haben Sie bereits einen Verleger!" Und jetzt habe ich die Freude, zu diesem Buch, seinem Erstling, ein paar einleitende Worte zu schreiben.

Das Geistige Heilen ist vielleicht die älteste spirituelle Tradition überhaupt. Seit es Menschen gibt, werden zum Heilen die Hände aufgelegt, um eine „Lebensenergie" zu übertragen, die universell ist. Weil sie universell ist, kennen wir sie aus den verschiedenen Kulturen und Überlieferungen auch unter verschiedenen Namen. Das besondere Verdienst dieses Buches ist es, über die Grenzen der „Klassischen Geistheilung", wie sie etwa aus England bekannt ist, hinauszuschauen und Parallelen mit anderen geistigen Welten aufzuzeigen. So gewinnt der Leser einen gänzlich neuen Zugang zur alten chinesischen Weisheit, zum Ayurveda oder auch zu Bert Hellingers „Familienstellen". Wer die verschiedenen Traditionen in ihrer Tiefe verstanden hat, der vermag auch das Verbindende und das sich sinnvoll Ergänzende aufzuzeigen.

Das vorliegende Buch von Urs Gisler ist solch ein wunderbarer „Brückenbauer"! Er spannt den unendlichen Heilungskosmos weiter, als es bisher gesehen wurde. Er beschreibt Verbindungen, die so bisher vielleicht noch nicht wahrgenommen wurden. Diese Fülle an Erkenntnissen macht sein Werk so wertvoll. Es ist ein Schatzkästchen heilerischen Wissens, das viele inspirieren wird, um dieses Wissen anzuwenden zum Segen ihrer Mitmenschen.

Ich wünsche diesem Buch viele begeisterte Leserinnen und Leser, die seine Botschaft in ihrer Arbeit umsetzen und anwenden!

Dr. Peter Michel

TEIL I

AUTOBIOGRAPHIE

Wie viele meiner Mitmenschen, die sich mit der feinstofflichen Welt auseinandersetzen, entschloss auch ich mich nicht völlig freiwillig, diesen Weg einzuschlagen. Erst eine einschneidende und schmerzhafte Erfahrung brachte mich auf diesen Weg. Sie prägte meine Person und erweiterte mein Bewusstsein in eine neue Dimension.

Nach meiner Schulzeit und einer vierjährigen Berufslehre in einem technischen Unternehmen begeisterte mich vor allem der Sport. Ich wollte meine Leidenschaft zum Beruf machen. Das Sportstudium an der Uni Zürich war mein großes Ziel, und ich entschied mich, die Erwachsenen-Matura nachzuholen. Drei anstrengende Jahre investierte ich für dieses Vorhaben, und nach bestandenem Abitur bereitete ich mich intensiv auf die Aufnahmeprüfung für das Sportstudium vor.

In meiner Jugend mangelte es mir an Selbstvertrauen. Dies äußerte sich vor allem durch starke Verlegenheit und beschämtes Erröten. Um mir diese Peinlichkeiten zu ersparen, befasste ich mich schon früh mit verschiedenen Entspannungstechniken und übte mich täglich darin. Während einer dieser Übungen verspürte ich ein leichtes Ziehen in der rechten Bauchregion und begann, die Bauchdecke mit den Fingerspitzen abzutasten.

Bis zu diesem Tag fühlte ich mich gesund, fit und gut trainiert. Also ging ich anfangs davon aus, dass mir mein hartes Training ein Six-Pack schenkte und die tastbare Wölbung ein Bestandteil dieser Muskulatur sein müsse. Als sich diese Wölbung aber nur auf eine begrenzte Region beschränkte, befiehl mich ein unbehagliches Gefühl. Obwohl ich bis zu diesem Tag nur selten einen Arzt aufsuchte, beschloss ich, aus einem für mich damals unerklärlichen Grund, dennoch einen Mediziner zu konsultieren.

Nach mehreren Untersuchungen lautete die ärztliche Diagnose: „Bruch der Bauchmuskelwand", also eine Hernie. Diese hatte ich mir wahrscheinlich durch mein intensives Training zugezogen.

Kurz vor diesem Ereignis trennte ich mich von meiner damaligen Partnerin, weil ich mich bis über alle Ohren in eine Studentin aus Los Angeles verliebt hatte. Ich wünschte mir nichts Sehnlicheres, als noch ein paar Wochen mit ihr in LA zu verbringen, bevor meine Aufnahmeprüfung an der Uni Zürich stattfand.

Der behandelnde Arzt riet mir, die Hernie noch vor meiner Reise zu operieren. So entschloss ich mich kurzfristig, mich dem Routineeingriff zu unterziehen und alles schnellstmöglich hinter mich zu bringen.

Einen Tag vor der Operation rückte ich im Spital ein und unterzog mich sämtlichen Voruntersuchungen. Früh am nächsten Morgen holten mich zwei Pfleger ab und schoben mich in den Operationssaal. Ein Anästhesist empfing mich und bereitete mich auf den Eingriff vor. Unbeschwert schlief ich ein. Zu diesem Zeitpunkt ahnte ich in keiner Weise, dass mein Leben nach dem Wiedererwachen eine große Wende nehmen sollte.

Als ich langsam wieder zu mir kam, hatte ich keine Ahnung, wie viel Zeit seit meinem Einschlafen vergangen war. Noch ziemlich benommen von der Narkose, flößte mir eine junge Lernschwester etwas Tee ein. Sie informierte mich, dass die Operation viel länger gedauert hätte, als ursprünglich geplant.

Sie schilderte mir kurz den Verlauf der Operation und erzählte mir, dass der Operateur keinen Bruch der Muskelwand vorfand, sondern in tiefere Gewebsschichten vordringen musste. Schlussendlich stieß er auf einen Tumor der Bauchspeicheldrüse.

Noch während des Eingriffs wurden erste Gewebsuntersuchungen vorgenommen, um die Aggressivität der Gewebszellen festzustellen und gleichzeitig einen Teil des Tumors zu entfernen.

Die junge Schwester erzählte mir, dass sich die behandelnden Ärzte über die Art des Tumors im Unklaren seien, und so entschieden sie sich, die Operation abzubrechen und den Rest des Tumorgewebes im Körper zu belassen.

Benommen und wie durch einen Nebel nahm ich die Worte der Schwester wahr und hoffte, dass dies alles nur ein böser Traum sei. Ich konnte oder wollte die Tragweite dieser Informationen nicht realisieren und dämmerte unter dem Einfluss der schmerzlindernden Morphine zwei Tage vor mich hin. Dann teilte mir der junge Stationsarzt bei der täglichen Visite mit, er wolle ein Gespräch mit mir und einem nahen Angehörigen. Am nächsten Tag begleitete mich mein Vater zu besagtem Gespräch.

Der junge Stationsarzt teilte uns mit, dass sich namhafte Kapazitäten mit meinem Fall auseinandersetzen würden. Aber soweit ihnen bekannt sei, gäbe es weltweit fast keine Dokumentationen ähnlicher Fälle. Ich solle alle Möglichkeiten in Betracht ziehen und mich auch auf den schlimmsten Fall gefasst machen.

Da es sich um eine seltene Tumorart handele, sei mein Fall auch für die Forschung interessant. Zum aktuellen Zeitpunkt würden sie aber noch im Dunkeln tappen, und nur weitere Forschungen und Studien mit angelegten Zellkulturen könnten neue Einblicke über den Charakter des Tumors verschaffen. Es handele sich dabei aber nicht um eine Abklärung von Stunden, geschweige denn von Tagen, sondern von Wochen, ja Monaten.

Zum ersten Mal in meinem Leben sah ich meinen Vater geschockt und fassungslos, und für mich begann eine Zeit voller Angst, Verzweiflung und Niedergeschlagenheit.

Um die Zeit zwischen Abitur und Studium zu überbrücken, nahm ich eine Stelle als technischer Zeichner bei einer Tiefbaufirma an und ging täglich zur Arbeit. Am Abend zog ich mich alleine in ein gemietetes Studentenzimmer zurück und isolierte mich völlig von meiner Umgebung. Jeden zweiten Tag telefonierte ich mit dem Spital, um mich nach neuesten Resultaten zu erkundigen. Ich wurde immer wieder auf später vertröstet.

Die Abende verbrachte ich mit der Lektüre der Bücher von Elisabeth Kübler-Ross und versuchte, mich mit meiner Krankheit auseinanderzusetzen. Ich befasste mich mit dem Sterben, den verschiedenen Gefühlsstadien nach Bekanntwerden einer schweren Diagnose bis hin zum Tod sowie mit Literatur über das Leben nach dem Tod. Es handelte sich um die schlimmsten und vielleicht auch fruchtbarsten Wochen meines Lebens.

Etwa sechs Wochen verbrachte ich in diesem eigenartigen Zustand. Ich funktionierte, aber ein Teil von mir dämmerte in einer anderen Welt vor sich hin. Seitens des Spitals kamen weiterhin nur Auskünfte derart, es gäbe noch keine Resultate und sie wüssten noch nicht, welche Stoffe der Tumor absondere.

Um diesem Zustand ein Ende zu setzen, fasste ich einen Entschluss. Ich hängte meinen Job an den Nagel und kündigte mein Zimmer. Falls ich nur noch wenige Wochen leben sollte, dann auf angenehmere Art und Weise.

Ich wollte nochmals lebendig sein und genießen, und so flog ich in die USA und mietete mir eine kleine Wohnung. Dann kaufte ich mir einen dunkelblauen AMC Hornet V8 und genoss, soweit es meine psychische Situation zuließ, einige unbeschwerte Wochen.

In all den Tagen nach der Operation fühlte ich mich physisch immer sehr gesund, und es war mir unvorstellbar, wie ich plötzlich hätte sterben sollen. Trotzdem kannte ich die ärztliche Diagnose. Der Abstand und mein Aufenthalt in Los Angeles gaben mir wieder Ruhe und Zuversicht. Aber auch die Einsicht, dass die Stadt der Engel nicht den meinigen beherbergte.

Drei Monate nach meiner Operation erhielt ich einen Anruf meines Arztes. Er informierte mich, dass trotz intensiver Untersuchungen immer noch keine klaren Resultate über das Tumorstadium vorlägen. Er empfahl mir, mich einem größeren Eingriff namens *Whipple* zu unterziehen. Durch diese Operation würde der größte Teil der Bauchspeicheldrüse sowie die Milz entfernt und der Magen um die Hälfte verkleinert.

Meine Situation verbesserte sich insoweit, dass mein Leben nicht schon in wenigen Wochen zu Ende sein sollte. Gleichzeitig geriet ich unter einen enormen Entscheidungsdruck.

Mir war bewusst, dass dieser Eingriff mein zukünftiges Leben enorm erschweren würde. Ohne die täglich medikamentös zugeführten Bauchspeicheldrüsenenzyme hätte ich keine Nahrung mehr verwerten können. Ich wäre von einem Tag zum anderen ein schwerer Diabetiker, mit all seinen Spätfolgen. Aus meiner damaligen Sicht hatte ich die Wahl zwischen schnellem und langsamem Sterben.

Nach meiner Rückkehr in die Schweiz drängte mein Arzt auf die Festlegung des Termins für den vorgeschlagenen Eingriff. Es ist für mich bis heute erstaunlich, mit welchen Argumenten „meine" Vertreter der Schulmedizin damals versuchten, ihre Empfehlung durchzusetzen. Ein Geschäft mit der Angst?

Was man nicht kenne, müsse entfernt werden, man wisse ja nie, was passieren könne. Sie, die Ärzte, würden auf keinen Fall die Verantwortung für ein Entgleisen der Situation übernehmen.

In den helfenden Berufen besteht das Risiko, eigene Unsicherheiten oder Ängste auf die Patienten zu übertragen. So gesehen, habe ich heute ein gewisses Verständnis für das Erlebte.

Jeder Mensch geht aber den letzten Schritt alleine. Ein anderer kann ihm weder Verantwortung noch Last abnehmen.

Wenn wir meinen, Verantwortung über Leben und Tod eines anderen Menschen übernehmen zu müssen, maßen wir uns meiner Meinung nach etwas zu Großes zu. Wir übernehmen, was wir nicht tragen können, und stellen uns mit dieser Haltung über die Schöpfung.

Dies gilt für alle ärztlichen, therapeutischen und heilenden Berufe, aber ebenso auch für die Leser dieses Buches, welche sich berufen fühlen. Wir sind immer nur Begleiter und Übermittler der heilenden Energie. Niemals entscheiden wir über das Leben oder Sterben, über Gesundheit oder Krankheit. Diese Entscheidung liegt nicht in unserer Macht, sondern in den Gesetzen der kosmischen Ordnung oder in der Hand unseres Schöpfers.

Trotz des Druckes von außen entschied ich mich, mir genügend Zeit zur Entscheidungsfindung zu nehmen und auf meine innere Stimme zu hören. Zu meiner Überraschung bekam ich Unterstützung von einer unerwarteten Seite. Ich pflegte immer noch den Kontakt zu meiner ehemaligen Partnerin, und sie half mir in langen Gesprächen, den Sinn meiner Krankheit und meiner damaligen Situation zu verstehen. Ich bin ihr heute noch dankbar für ihre selbstlose Hilfe.

Sie war es, die mir aus der Leihbibliothek der Berufsschule, in der sie angestellt war, ein Buch über die Geistheiler der Philippinen zur Ansicht mitbrachte. Mit Interesse las ich noch am gleichen Tag die darin enthaltenen Berichte über die Heiler und ihre Methoden: Das Operieren mit bloßen Händen.

Der folgende Tag war heiß und drückend. Eine Abkühlung in der Badeanstalt am Fluss war genau das Richtige, um danach in Ruhe die Berichte nochmals durchzulesen. Das Sonnenbad machte schläfrig, und ich döste in der Wärme vor mich hin. An diesen Moment erinnere ich mich, als wäre es gestern gewesen.

Plötzlich wurde es hell in meinem Kopf. Nein, nicht die Sonne, sondern ein gleißendes Licht erhellte mein Inneres und schenkte mir einen Moment absoluter Klarheit. Ich fühlte mich von einer höheren Macht geführt und getragen. In diesem Moment traf ich meine Entscheidung.

Am folgenden Tag rief ich, getragen von einem Gefühl der absoluten Erkenntnis, meinen Hausarzt an und teilte ihm meinen Entschluss mit. Unter keinen Umständen würde ich mich einer weiteren Operation unterziehen. Er war mit meiner Entscheidung nicht zufrieden. Ein ganzes Gremium von bekannten Medizinern hätte mein Fall besprochen, mit dem Fazit, auf jeden Fall zu operieren.

Trotz dieses Druckes blieb ich aber meiner Entscheidung treu und unterschrieb einen Brief, welcher die behandelnden Ärzte von ihrer Verantwortung entband. Ich übernahm die Verantwortung für mein Leben.

Eine Woche nach diesem Entschluss befand ich mich mit meiner ehemaligen Freundin auf dem Flug nach Manila, um im philippinischen Hochland die im Buch genannten Heiler aufzusuchen. Auf der letzten

Buchseite waren die Adressen aufgelistet, und ich suchte mir jene Personen aus, welche mir auf den Fotos sympathisch waren. Es dauerte drei Tage, bis wir unser Reiseziel „Bagio City“ erreicht hatten.

Gleich nach meiner Ankunft suchten wir die Adresse von Rustico Villamor auf. Dies erwies sich als ziemlich schwieriges Unterfangen. Es gab weder Straßenbeschriftung noch Hausnummern – und so mussten wir uns durchfragen. Erst nach längerem Suchen fanden wir seine Hütte in einem ärmlichen Quartier, an einem Hang am Rande der Stadt. Groß war unsere Enttäuschung, als uns seine Angehörigen mitteilten, Rustico sei am Morgen unserer Ankunft einer Einladung nach Österreich gefolgt, um in der Nähe von Innsbruck Heilbehandlungen durchzuführen. Wir ließen uns nicht entmutigen und fragten uns zur nächsten Adresse durch.

Placido Villamor war Leiter einer kleinen Kirchengemeinde und praktizierte gleichzeitig als Heiler. Ein Mitarbeiter von ihm teilte uns mit, für Europäer fänden aktuell keine Heilbehandlungen statt. Nach einigem Betteln ließ sich der Mitarbeiter aber zum Glück erweichen, Placido zu fragen, ob er mich dennoch als Patient empfangen würde.

So kamen wir am nächsten Tag wieder, und ich war freudig überrascht über seinen positiven Bescheid. Ich sollte täglich eine Heilungssitzung erhalten!

Welches Glück ich hatte. Wo normalerweise Dutzende von Europäern für eine Behandlung Schlange standen, war ich zusammen mit einem deutschen Biologen, welcher einen Dokumentarbericht über Placido verfasste, sein einziger Patient. So wurde ich gebeten, die Heilungssitzungen des Biologen in den folgenden vierzehn Tagen zu filmen und zu fotografieren. Es war für mich ein absolutes Privileg, die Behandlungen sowohl als Patient wie auch als Beobachter mitzuerleben.

Am Morgen nach der freudigen Nachricht machten wir uns auf den Weg zu meiner ersten Heilungssitzung. Etwas nervös betrat ich das Heiler-Zentrum und wartete, bis ich an der Reihe war. Meine Begleiterin war eingeladen, der Behandlung beizuwohnen. Doch dauerte ihr Aufenthalt nur kurz, da sie gleich zum Behandlungsbeginn in Ohnmacht fiel. Es war doch alles etwas viel für sie, und sie verließ das Zentrum.

Ein Helfer von Placido bat mich, mit freiem Oberkörper auf einem Behandlungsbett zu liegen. Placido betrat den Raum. Mir fiel sein Kurzarmhemd und seine unbedeckten Unterarme auf. Nach einer kurzen Begrüßung begann er mit seiner Behandlung. Er legte seine Hände auf meine Bauchdecke, und ich spürte zuerst seine tastenden Finger auf der Oberfläche meiner Haut, bevor seine Fingerspitzen durch die Bauchdecke eindrangen. Ich spürte ein leichtes Ziehen und sah, wie Placido immer wieder Gewebe aus dem Bauchinneren entfernte und in einer dafür bereitgestellten Nierenschale deponierte. Erst viel später begriff ich, dass es sich um die materialisierte Krankheit handelte.

Ich war völlig fassungslos über diesen Vorgang und schaute gebannt zu. Zum ersten, aber nicht letzten Mal erlebte ich, wie die Grenzen unseres Verstandes überschritten werden können.

Nach über zehn Heilungssitzungen und mehreren gefilmten Operationen schien es sich bei den Behandlungen um die natürlichste Sache der Welt zu handeln.

Zurück in der Schweiz und wieder eingebunden in den Alltag, begannen sich trotz dieser tiefgreifenden Erfahrung langsam wieder erste Zweifel zu regen, und ich wollte Gewissheit über meinen Heilungserfolg erhalten.

Zu diesem Zeitpunkt war mein Verständnis für die erlebte Form des Heilens noch gering, und mir mangelte es immer noch an Vertrauen in meinen Weg, meine Intuition. Eine Computer-Tomographie sollte mir Gewissheit bringen. Das Ergebnis der Untersuchung war für mich erschütternd. Der zuständige Arzt erklärte mir, dass sich am bisherigen Befund trotz des Aufenthaltes auf den Philippinen nichts verändert hätte. Der Tumor weise noch immer die gleiche Größe auf.

Die folgenden Tage verbrachte ich in einer tiefen Depression. All mein Glaube, alle meine Hoffnungen waren zerstört. Ich zog mich zurück und ergab mich meiner Angst und Hoffnungslosigkeit.

Meiner Mutter und wahrscheinlich der Unterstützung aus der Geistigen Welt war es zu verdanken, dass sich der Nebel lichtete und ich meinen Weg fortsetzen konnte. Wie durch ein Wunder gelangte meine Mutter an die Adresse in Österreich, an welcher der von mir zuerst aufgesuchte Heiler Rustico in der Nähe von Innsbruck behandelte. Nach einem Telefonat mit seiner Gastfamilie und der Schilderung meiner Situation wurde ich eingeladen, einige Tage mit ihm zu verbringen.

Auch diese Begegnung war eine beeindruckende Erfahrung für mich. Rustico befand sich im Einklang mit der Natur. Er konnte die Wassertemperatur ohne zu fühlen bestimmen, vermochte Windgeschwindigkeiten exakt anzugeben, Ereignisse in der nahen Zukunft vorauszusehen sowie Krankheiten zu diagnostizieren. Ich erlebte seine Behandlungen und lernte Menschen kennen, die durch ihn geheilt wurden. Seine Kraft bezog er aus einem tiefen Glauben in die Schöpfung, und er erzählte mir, dass er in Verbindung mit Maria stehe und von ihr Unterstützung für seine Behandlungen erfahre. Rustico diagnostizierte auch meinen Tumor und empfahl mir, mich keiner weiteren Operation zu unterziehen, meiner inneren Stimme zu vertrauen und meinen Weg zu gehen. Nach seiner Diagnose sei das verbleibende Gewebe gutartig, und ich würde noch ein langes Leben vor mir haben.

So versuchte ich, Vertrauen in das Gesagte zu fassen, aber es erforderte noch viele Jahre Arbeit an meiner Intuition, Körperwahrnehmung und Persönlichkeit, bis ich meine Ängste völlig loslassen konnte.

Auf jeden Fall waren diese Ängste und Unsicherheiten ein Antrieb für mich, in den folgenden Jahren einiges in meinem Leben zu ändern. Ich stellte meine Ernährung um, begann mich mit meiner Gesundheit auseinanderzusetzen und änderte meine beruflichen Ziele.

Einige Wochen nach meinem Zusammensein mit Rustico fand ich einen Flyer über ein Heiler-Seminar in meinem Briefkasten und entschloss mich, daran teilzunehmen.

Beim Schreiben dieser Zeilen erfasst mich heute noch Ehrfurcht über all die Fügungen, welche mir in dieser Zeit widerfuhren. Es schien so, als ob eine Kraft mich unausweichlich in eine neue Richtung schob – und ich folgte dem Wink des Schicksals.

Das Seminar wurde von verschiedenen Gruppenleitern geführt. Im Rahmen des Seminars fanden Vorträge, öffentliche Heilungssitzungen durch anwesende geschulte Heiler sowie Gruppenworkshops im Geistigen Heilen statt. Alles war für mich Neuland, und ich wollte an einer öffentlichen Heilungssitzung teilnehmen, um in den Genuss einer Behandlung zu kommen. Der Zufall wollte es, dass meine Behandlerin, Rotraut von Carnap, eine Bekannte und erfahrene Heilerin aus Deutschland war. Ich erinnere mich auch nach dreißig Jahren noch gut an den Moment, als sie sich nach meinem Anliegen erkundigte und mich daraufhin fragte, warum ich nicht selber behandeln würde. Etwas erstaunt über ihre Frage, erwiderte ich, dass ich über keinerlei Vorkenntnisse verfüge und auf diesem Gebiet ein Grünschnabel sei.

Das Seminar bot die Möglichkeit zur Teilnahme an einer Aufnahmeprüfung in den englischen Heiler-Verband, und sie empfahl mir, an diesem Test teilzunehmen. Die Prüfung bestand aus einer Heilbehandlung an Diana Craig. Sie war Leiterin des Englischen Heiler-Verbandes, und sie konnte durch das Handauflegen an ihr beurteilen, über welche heilerischen Fähigkeiten eine Person verfügte. Durch andere Teilnehmer erfuhr ich, dass sie streng selektionierte und es einige Teilnehmer gab, welche diesen Test schon mehrere Male zu bestehen versuchten. Trotz meiner Unvoreingenommenheit ließ ich mich am Testnachmittag durch die allgemeine Nervosität im Raum anstecken, und meine Hände wurden kalt und feucht. Auch die Bemerkung von Diana über meinen bleichen Gesichtsausdruck diente kaum dazu, meine Anspannung in den Griff zu bekommen. Ich hatte keinen blassen Schimmer, was mich erwarten würde, hatte ich bis zu diesem Zeitpunkt doch noch nie jemandem die Hände aufgelegt.

So beobachtete ich die ersten Prüflinge in der Hoffnung, noch minimale Kenntnisse über den Ablauf einer Behandlung zu erlangen. Als ich an der Reihe war, stellte ich mich hinter Diana und bat innerlich um Führung und Kraft. Zum ersten Mal in meinem Leben wurde ich bewusst von dieser Heilenergie erfasst, und eine Wolke aus Licht umhüllte mich. Ich überließ die Führung meiner Hände einer anderen Dimension und fühlte mich während der gesamten Behandlung ruhig und leicht. Nach einer gewissen Zeit spürte ich, wie sich die Wolke aus Licht zurückzog. Meine erste Heilbehandlung war beendet. Diana schien beeindruckt und bestätigte mir das Vorhandensein einer magnetischen Heilfähigkeit sowie den Kontakt zu höheren feinstofflichen Ebenen und zu geistigen Helfern, welche mich in der Behandlung unterstützten.

Über mehrere Jahre besuchte ich regelmäßig die Ausbildungsgruppe für Heiler-Anwärter bei Diana sowie Seminare bei Tom Johannson, Peter Goldman und einer Entwicklungsgruppe zur Förderung der Medialität. Über zwanzig Jahre war ich Mitglied der *National Federation of Spiritual Healers* in England. Alle diese Seminare förderten mich in der Entfaltung meines Verständnisses für die feinstoffliche Arbeit. Die wahre Ausbildung meiner Fähigkeiten und meiner Persönlichkeit fand aber erst in der täglichen Arbeit mit meinen Klienten statt.

Neben meiner Passion zum feinstofflichen Heilen hatte ich das Glück, Leonore Stapenhorst zu begegnen. Sie war eine erfahrene Atemtherapeutin und I Ging-Lehrerin.

Mehrere Jahre absolvierte ich bei ihr eine Ausbildung als Atemtherapeut und I Ging-Berater. Durch die Arbeit mit Leonore und der Auseinandersetzung mit dem Atem erweiterte sich meine Körperwahrnehmung. Ich entwickelte neben einem guten Gespür für die feinstofflichen Ebenen im Äußeren auch ein tiefes Verständnis für die feinstofflichen Abläufe im Körperinneren.

In der ganzen Zeit vermochte ich theoretisches Wissen immer erst umzusetzen, wenn ich es in mir erfahren und erspüren konnte.

Die schulmedizinischen Grundlagen erwarb ich mir in einer Ausbildung zum Physiotherapeuten. Schon während dieser Ausbildungszeit praktizierte ich am Abend zu Hause als Atemtherapeut und Heiler.

Später eröffnete ich zusammen mit meiner damaligen Frau ein Therapiezentrum. Mein Wissen erweiterte ich in einer mehrjährigen Ausbildung in Akupunktur und chinesischer Kräuterheilkunde. Die Fähigkeit des Hellfühlens, also der Wahrnehmung von feinstofflichen Störungen, sind mir in jeder Behandlung eine große Stütze.

Das Übertragen von Heilenergie in Kombination mit Akupunktur erwies sich in all den Jahren, in denen ich praktizierte, als wunderbare Heilmethode.

Seit nunmehr zwanzig Jahren unterrichte ich Menschen in der Heilungsarbeit.

DIE GESCHICHTE DES HEILENS

Als ich Ende der Siebzigerjahre mit dem spirituellen Heilen begann, war diese Form des Heilens in der Schweiz noch relativ unbekannt. Die Tradition des Heilens über die Hände wurde meistens nicht öffentlich praktiziert. Mein Großvater suchte regelmäßig einen Heiler aus dem Kanton Appenzell auf, der ihn bei seinen Gebrechen unterstützte. Mein Vater kam schon als Knabe mit einem sogenannten Warzenbeschwörer in Kontakt, um seine Warzen an den Händen behandeln zu lassen. Oft lebten diese Heiler ein einfaches Leben in einer ländlichen Umgebung, waren tiefgläubig und sehr naturverbunden. Heiler-Seminare fanden eher im kleineren Rahmen statt. Es gab einige Menschen, die mit viel Herzblut und Engagement, ohne Gewinnorientierung, diese Seminare zum Teil auch in ihren Privatwohnungen organisierten. Eine rechtliche Anerkennung des Heiler-Berufes gab und gibt es bei uns bis heute nicht. In der Schweiz besitzt jeder Kanton seine eigenen rechtlichen Auflagen. An meinem damaligen Wohnsitz war Handauflegen und Gesundbeten legal. Eine Diagnose zu erstellen, blieb dem Heiler aber untersagt. Ich meine, diese Regelung ist auch heute noch aktuell. Diplome, welche am Ende einer Heiler- oder Medien-Ausbildung abgegeben werden, dienen nur der Sicherheit des Absolventen. Sie entbehren jeglicher rechtlichen Grundlage.

Eine Ausbildung kann noch so teuer sein, sie führt weder zu einer Krankenkassen- noch zu einer Berufs-Anerkennung. Ein Verband dient eher dazu, den Heilern oder Medien eine ethische Grundlage zu geben oder durch das Zusammenziehen einer Interessengemeinschaft ein geistiges Feld zu formen. Ich beurteile dies nicht als negativ, sondern sehe im Zusammenziehen von Gleichgesinnten und einer Zugehörigkeit zu einem geistigen Feld eine geistige Unterstützung für jedes einzelne Mitglied.

Problematisch finde ich, wenn Verbände oder Kursanbieter Abschlussprüfungen für eine Ausbildung verlangen und den Teilnehmern suggerieren, eine bestandene Prüfung biete mehr Möglichkeiten.

Eine Ausbildung soll die Grundlagen des Heilens und der medialen Arbeit vermitteln. In der Heilungsarbeit gelten, wie im gesamten Leben, die geistigen Gesetze von Ursache und Wirkung. Ethik und Verhaltensregeln sind ein Muss, liegen aber letztendlich in der Eigenverantwortung jedes Einzelnen. Eine bestandene Prüfung ändert nichts an dieser Tatsache.

DIE WISSENSCHAFT BEWEIST

Handauflegen oder Geistheilen ist eine der ältesten natürlichen Heilmethoden, welche die Menschheit kennt. Jede Mutter kann die lindernde Wirkung ihrer Hände erfahren, wenn sie eine schmerzhafte Körperstelle ihres Kindes sanft berührt; seien es Bauch- und Kopfschmerzen oder das aufgeschlagene Knie. Das Auflegen der mütterlichen Hände wirkt beruhigend auf Schmerz und Kind.

Wir alle haben schon Geistheilung erfahren, und trotzdem bezweifeln die Menschen deren Existenz. Es scheint fast eine Gesetzmäßigkeit zu sein: Je mehr rational geprägte Bildung der Mensch bekommt, desto weniger glaubt er an seine natürlichen Fähigkeiten.

In den letzten Jahren gab es vermehrt namhafte Wissenschaftler, die ohne Vorurteile das Phänomen Geistheilung erforschten. Im Jahre 2010 nahm ich an einer wissenschaftlichen Testreihe teil, welche durch Prof. Popp aus Deutschland und Prof. Ignatov aus Bulgarien durchgeführt wurde. Es handelte sich dabei um konkret fünf Experimente.

Professor Popp hatte ein Verfahren zur Messbarkeit der Einflussmöglichkeit eines Heilers auf einen Patienten mittels Handauflegen entwickelt. Er stellte bereits in den Siebzigerjahren die These auf, dass jede Zelle eine Lichtfrequenz ausstrahle und kranke Zellen im UV-Bereich zu strahlen beginnen würden. Er postulierte, dass die Wirkung des Handauflegens durch eine Photonen- oder Lichtübertragung stattfinde; wobei die Lichtwellen des Heilers den Frequenzbereich des Patienten überlagerten und dadurch einen Impuls zur Neuordnung im geschwächten System gäben.

Der zweite Test wurde durch Dr. Dr. Andrej G. Lee, Mediziner und Physiker aus Russland, durchgeführt. Dieser Test misst, nach Definition von Dr. Lee, die Fähigkeit einer Person, die psychophysische/psychokinetische Beeinflussung von „weißem Rauschen“. Übersetzt bedeutet dies: Die Messung der Fähigkeit einer Person, mittels Gedankenkraft ein energetisches System zu beeinflussen.

Die drei letzten Tests wurden durch Dr. Ignat Ignatov durchgeführt. Sie beinhalteten erstens die Schwarz-Weiß-Kirlian-Fotografie, welche Auskunft über die Ausdehnung der bioelektrischen Aura eines Heilers gibt. Sie zeigt an, über welches Maß an Vitalenergie ein Mensch zum Heilen verfügt.

Zweitens eine Messung, basierend auf der Spektralanalyse von Wasser, welche die Fähigkeit einer Person misst, Energie auf Wasser zu übertragen. Dies geschieht, indem der Proband über einen Zeitraum von zwanzig Minuten Energie mit seinen Händen auf eine Flasche mit 120 ml entionisiertem Wasser überträgt. Im Hinblick darauf, dass der menschliche Körper aus 80% Wasser besteht und bei Krankheiten oft ein Energiedefizit im Körper auftritt, ist dieser Messwert aussagekräftig. Die Möglichkeiten, Energie zu übertragen, um Defizite auszugleichen und Selbstheilungskräfte zu aktivieren, werden somit messbar.

Drittens ein Fernexperiment, welches die Fähigkeit einer Person bewertet, gedanklich eine Flasche mit entionisiertem Wasser an einem entfernten Ort zu beeinflussen. Diese Messung bestand aus zwei Teilen: Der je 30-minütigen Beeinflussung einer freistehenden sowie einer in einem metallenen Behälter eingeschlossenen Flasche. Beide weitab von meinem Wohnort in der Schweiz in einem Labor in Sofia stehend.

Diese Testreihen von anerkannten Wissenschaftlern helfen dem Geistigen Heilen, ein wissenschaftliches Fundament zu erlangen. Ich bin sicher, dass dies erst der Anfang ist. Falls es gelingt, Messgeräte zu entwickeln, die subtilere feinstoffliche Ebenen der Heilenergie messbar machen, wird dies zu einer Revolutionierung unserer Medizin führen.

ERLERNEN DES HEILENS

Die Resultate der im letzten Kapitel besprochenen wissenschaftlichen Experimente können durch gezieltes Training gesteigert werden. Spezifische Atem- und Konzentrationsübungen verbessern die Werte der Testreihen. Je bessere Resultate ein Proband erreicht, desto mehr Energie hat er zur Verfügung und desto größer sind seine Heilerfolge. Diese Sichtweise klingt zwar logisch, reduziert aber das Heilen auf eine sportliche Disziplin. Aus meiner persönlichen Erfahrung ist es damit jedoch nicht getan!

Die in den Tests gemessene Energie ist die Vitalenergie eines Heilers. Diese kann durch gesunde Ernährung, Qi Gong, Yoga oder gezielte Atem- und Entspannungsübungen gesteigert werden. Unbestritten hat diese erarbeitete Energie eine heilende Wirkung und einen gewissen Ordnungsgrad.

Heilenergie aber *nur* als Vitalenergie zu bezeichnen, wäre zu einfach. Um den Begriff *Heilenergie* bildlich zu erklären, stelle man sich einen weißen Lichtstrahl vor. Dieser besitzt ein Farbspektrum von Rot- bis hin zu den subtilen Blau- und Lila-Tönen. Nimmt man dieses Beispiel als Vergleich, so könnte man die Vitalenergie in den Bereich der Rot- bis Gelbtöne einordnen. Je höher aber die Schwingungsebene der Heilenergie wird, desto subtilere Farbtöne entstehen, desto höher wird der Ordnungsgrad.

Wie erreicht ein Heiler diese subtileren Ebenen? Vitalenergie-Übertragung wird im Geistigen Heilen auch als Heilmagnetismus bezeichnet, und Heiler, welche ausschließlich in diesem Bereich der Energieübertragung tätig sind, nennt man Magnetopathen. Das Erreichen der zum jetzigen Zeitpunkt noch nicht messbaren subtileren Heilenergieebenen ist abhängig von der persönlichen und seelischen Reife eines Heilers.

Entwickelt ein Heiler Mitgefühl für alles Leben, stellt er sich in den Dienst einer höheren Ordnung. Er löst sich von seinem Ego und wird zum Instrument einer schöpferischen Kraft. Unabhängig davon, wie er seine Schöpferkraft benennt (Gott, The Great One, Allah usw.), lässt sie ihn subtilere Seelenkräfte entwickeln.

Diese ermöglichen es einem Heiler nicht nur, das physische System des Patienten, sondern auch die feineren seelischen Ebenen zu beeinflussen.

Leser, welche sich schon länger mit diesen Themen auseinandersetzen, wissen bestimmt, dass durch die Anwesenheit eines Meisters ein seelischer Reifeprozess möglich ist. In seiner Gegenwart wird unser Energiefeld von seiner Ausstrahlung durchdrungen und hebt unsere eigene Energie auf eine höhere Schwingungsebene. Unser Bewusstsein wie auch unsere Wahrnehmung werden erweitert.

Entwickelt ein Heiler seine subtilen Seelenkräfte, findet die Heilung nicht nur auf der physischen Ebene statt, sondern er wirkt auch als Katalysator für den Reifeprozess des Patienten. Heilung der physischen Beschwerden ohne seelisches Wachstum des Patienten hat oft zur Folge, dass der Patient nach einer gewissen Zeit erneut erkrankt.

Natürlich ist eine gute Gesundheit für den Behandler von Vorteil. Heilen bleibt aber nicht nur gesunden und starken Menschen vorbehalten. Durch die Reifung der subtilen Seelenkräfte werden physische Grenzen überwunden und die geistige Heilkraft voll wirksam.

VORAUSSETZUNGEN

Fühlt sich ein Mensch zum Geistigen Heilen berufen, sollte er zu Beginn seine Motivation prüfen. Mit den folgenden Grundsatzfragen versuche ich, mich immer wieder zu konfrontieren und auch infrage zu stellen.

Entspricht es meinem tiefen inneren Bedürfnis, Menschen zu begleiten und im Heilungsprozess zu unterstützen, oder ist der Drang zu helfen nur eine Flucht aus dem Alltag, eine Kompensation für die Mängel des Lebens?

Bin ich bereit, mich laufend weiterzuentwickeln, meine Energie zu verfeinern und genügend Verantwortung für meine eigene körperliche und seelische Gesundheit zu übernehmen?

Habe ich den Mut und das Vertrauen, mich ganz auf die schöpferische Führung einzulassen?

Bin ich mir bewusst, dass ich nur als Übermittler dieser ordnenden Kraft diene, oder nähre ich durch erfolgreiche Heilbehandlungen nur mein Ego?

Besitze ich genug Mitgefühl, um auf alle Lebewesen ohne Vorurteile gleich einzugehen? Habe ich das innere Vertrauen, mir und meinem Weg, trotz möglicher Anzweiflungen und Widerstände, treu zu bleiben?

Die erwähnten Punkte sind sicherlich subjektiv und nicht abschließend. Ich denke, jeder findet seine eigenen, für ihn richtigen Fragen.

Oft ist die Tendenz groß, sich zu verausgaben, da wir ja lieber Hilfe leisten, als auf uns selbst zu achten. In der feinstofflichen Arbeit ist die Gefahr auszubrennen nicht zu unterschätzen. Es bedarf immer wieder

Momenten der Ruhe, um die eigenen Batterien aufzuladen. Müdigkeit verhindert eine gesunde Abgrenzung gegenüber dem Klienten, und man verliert schneller seine Energie. Wir müssen uns auch bewusst sein, dass die Akzeptanz des Heilens in der Gesellschaft zum Teil immer noch gering ist und man oft auf Kritik und Anzweiflungen stößt. Auch dies ist ein Grund, sich die nötige Ruhe und Sammlung zu geben. Nur durch Gelassenheit und innere Ruhe gelingt es uns, mit den schöpferischen Kräften in Verbindung zu bleiben und aus dieser Quelle unsere Kraft und unser Vertrauen zu schöpfen.

Ich bin aber nicht der Ansicht, dass wir uns völlig vom Leben in der Außenwelt zurückziehen sollten, um nur noch zu meditieren. Unsere Persönlichkeit reift durch die Aufgaben des Alltags, und durch die innere Reife werden wir auch einen Gewinn für unsere Arbeit erzielen.

Aus meiner Sicht ist dies eine der größten Herausforderungen: Die Waage zwischen außen und innen im Gleichgewicht zu halten.

MEDIZINISCHE GRUNDLAGEN ALS HILFREICHE BASIS

In einer Heilbehandlung werden wir zum Kanal und stimmen uns auf unsere geistigen Helfer ein. Wir sind ein Gefäß für die schöpferische Kraft und leiten diese weiter an den Klienten. Oft übermittelt uns die Geistige Welt Wissen, welches für unseren Klienten hilfreich sein kann. Handelt es sich dabei um medizinisches Wissen, so ist es für unsere Helfer auf der anderen Seite sicherlich einfacher, wenn wir als Behandler über medizinische Grundkenntnisse verfügen. Die Geistige Welt kann unser Wissen zur Übermittlung ihrer Informationen verwenden, und unsere Aussagen sind glaubwürdig. Oft sind wir die letzte Hoffnung für unsere Klienten. Hoffnung heißt aber nicht, Vertrauen in uns zu haben. Ich treffe immer wieder auf Menschen, die, obwohl sie zu mir kommen und Hilfe suchen, diese Behandlungsmethode infrage stellen. Ihr Motto lautet dann: „Nützt es nichts, so schadet es nicht."

Auch hier ist es hilfreich, als Behandler über ein breites Grundlagenwissen zu verfügen. Menschen, denen die subtilen und feinstofflichen Ebenen des Heilens fremd sind, fällt es leichter, Vertrauen aufzubauen, wenn wir über fachliche Kompetenz verfügen. Hierzu sind physiologische und anatomische Grundkenntnisse erforderlich.

Wir müssen uns immer bewusst sein, dass wir nicht die ärztliche Behandlung ersetzen! Wir unterstützen und ergänzen die medizinische Versorgung eines Klienten lediglich. Daher ist es notwendig, dass wir unsere Grenzen kennen und diese auch respektieren.

Ein Phänomen in der therapeutischen Arbeit ist, dass die unerfahrensten Therapeuten und Heiler mit den geringsten Kenntnissen, sich oft am stärksten überschätzen. Um seine Grenzen zu kennen, muss man zuerst das Gebiet erforschen und erlernen, indem man Erfahrungen sammelt.

Es ist gut möglich, dass die Akzeptanz des Heilens im nächsten Jahrzehnt auch in medizinischen Kreisen zunimmt und als Unterstützung zur medizinischen Behandlung anerkannt wird. Mit diesem Ziel, der Integration des Heilens in die schulmedizinische Behandlung, ist es sicherlich nicht falsch, wenn die Behandler auch über eine gute Basis an medizinischem Wissen verfügen.

Ein absolutes Muss ist jedoch die Auseinandersetzung mit den feinstofflichen Ebenen und den Energiesystemen im Menschen.

Es sind die feinstofflichen Körper, welche durch die Heilungsarbeit harmonisiert werden. Sie sind die Matrix für die materielle Hülle. Wir sind nicht immer nur Instrument und Sprachrohr für die Geistige Welt. Es gibt Momente im Leben, da fällt es uns schwer, diese Verbindung aufzubauen oder während einer Behandlung konstant aufrechtzuhalten.

In diesen Augenblicken, in denen wir auf unsere eigene Wahrnehmung zurückgreifen müssen, ist es wichtig zu wissen, was wir tun. Ansonsten bewegen wir uns im feinstofflichen Energiesystem unseres Klienten wie ein Elefant im Porzellanladen. Auch unter persönlich widrigen Umständen ist eine bestmögliche Behandlung zu gewährleisten.

TEIL II

DIE FEINSTOFFLICHEN EBENEN DES MENSCHEN

Obwohl wir auf verschiedenen feinstofflichen Ebenen existieren, sind sich die meisten von uns nur der dichtesten Manifestationsform unseres Daseins bewusst. Wir identifizieren uns vor allem mit unserem physischen Körper und vergessen unsere wahre Daseinsform. Könnten wir uns in unserer Ganzheit wahrnehmen, würden wir feststellen, dass wir mit allem und allen verbunden sind und es keinen Unterschied mehr zu unseren Nächsten, unseren Nachbarn und zu allen Menschen auf dieser Welt gibt. Vielleicht würden wir realisieren, dass wir nicht nur im Diesseits existieren, sondern gleichzeitig auch im Jenseits. Diese Worte sind wahrscheinlich für die meisten Leser abstrakt, aber ich hoffe, dass meine Aussagen am Ende des Kapitels verständlicher werden.

Nehmen wir diese Gedanken in uns auf, so spüren wir vielleicht die Wirkung, die von ihnen ausgeht. Wertungen würden wegfallen. Kriege würden überflüssig. Verfechtungen eines Glaubenssystems würden der Toleranz jeder Glaubensrichtung weichen, und kein Mensch müsste sich mehr für seinen eigenen Glauben stark machen, geschweige sich dafür opfern.

Wir können uns als Hologramm sehen, indem alles, was wir waren, was wir sind und was wir sein werden, gespeichert ist. Jede feinstoffliche Ebene unseres Daseins oder jeder unserer feinstofflichen Körper ist ein Teil dieses Hologramms und hat unser gesamtes Wissen von Anbeginn unserer Existenz gespeichert. Über unseren spirituellen Körper sind wir eins mit dem Universum. Unser mentaler Körper speichert unser Wissen und unsere Gedanken. Unser emotionaler Körper wird geprägt durch unsere Gefühlswelt, und unser ätherischer Körper ist die feinstoffliche Matrix für unseren physischen Körper.

In meinem Verständnis für unsere verschiedenen Daseinsebenen betrachte ich die feinstofflichen Welten als nicht in sich abgeschlossene Systeme. Vielmehr durchdringen alle feinstofflichen Körper einander und bilden so als Ganzes unsere Aura. Diese, mit all ihren Ebenen, wird in ihrer Ausdehnung, Farbe und Dichte geprägt durch unser Denken, Fühlen und Handeln.

Bildlich können wir die Aura mit einer Matrjoschka-Holzpuppe vergleichen.

Der spirituelle Körper

Seine Ausdehnung wird durch den Reifegrad eines Menschen bestimmt. Begegnen wir einem Meister, so füllt dieser mit seiner Präsenz den gesamten Raum. Was wir spüren oder zum Teil unbewusst wahrnehmen, ist die Ausdehnung seiner Aura. Sein spiritueller Körper kann sich über eine größere Distanz erstrecken. Wir alle verfügen über sämtliche Ebenen unserer Aura. Durch den spirituellen Körper sind wir mit allem Dasein verbunden. Alles, was wir waren, was wir sind und was wir sein werden, ist in ihm gespeichert.

Jede Aura-Schicht ist mit einem spezifischen Hauptenergiezentrum (Chakra) verbunden. Das Kronen- oder Scheitel-Chakra beherbergt unser allumfassendes Sein.

Könnten wir bewusst Zugang zu dieser Ebene erlangen, wären wir gesegnet durch das universelle Wissen. Glücklicherweise ist diese für den Menschen erst zugänglich, wenn er durch seine Entwicklung und innere Reife auch fähig ist, mit diesem erlangten Wissen verantwortungsbewusst umzugehen.

Je nachdem wie wir im Leben stehen, fällt uns der Zugang zu dieser Ebene schwerer oder leichter. Je ruhiger, gelassener wir dem Alltag begegnen, je mehr es uns gelingt, im Hier und Jetzt zu leben – ohne mit unserer Vergangenheit zu hadern oder uns über die Zukunft zu sorgen – desto empfänglicher werden wir für diesen subtilen Anteil unseres Daseins.

Alles und jeden gleichermaßen anzunehmen, in der Gegenwart zu leben, ohne zu werten, ohne zu unterscheiden, nicht mehr zu nehmen, als wir geben, bemüht zu sein, dem Leben und den Menschen gegenüber immer einen Ausgleich zu schaffen, das sind aus meiner Sicht Eigenschaften, welche uns mit dieser Ebene verbinden. Ich denke nicht, dass uns die krampfhafte Suche nach Erleuchtung, Askese sowie stundenlange Meditationen näher an diese Ebene bringen. Wir tragen schon alles in uns und sind, was wir sind. Nicht mehr, aber auch nicht weniger. Gelingt es uns, im Hier und Jetzt zu leben, reduzieren wir uns – auf uns selbst. Dies bewirkt eine Öffnung zum Ganzen mit all seiner Fülle.

Wir verlieren den Zwang, ständig zu suchen, uns zu messen, uns minderwertig oder besser zu fühlen. Dies sind Aspekte unserer Persönlichkeit oder unseres Egos. Diese Aspekte verlieren an Gewicht, und wir werden wieder leichter. Leichter im Sinne, dass die Schwere unserer Ängste, unserer Sorgen und unserer unerfüllten Bedürfnisse wegfällt. Wir erfahren uns als verbunden und universell.

Der mentale Körper

Unsere mentalen Anteile der Aura bestehen aus zwei Schichten. Sie durchdringen die emotionalen, ätherischen und physischen Ebenen unseres Daseins. Die mentalen Körper überlagern in ihrer Ausdehnung die emotionalen. Ihre Ausdehnung und Dichte wird durch die Art unseres Denkens und unseres Bewusstseins bestimmt. Je destruktiver wir in unserem Denkprozess sind, desto dichter und träger werden unsere mentalen Ebenen.

Reduzieren wir unseren Fokus auf persönlichen Gewinn, ist die Ausrichtung unserer mentalen Prozesse fast ausschließlich auf Erfüllung von Genuss ausgerichtet. Dies sowie Sorge, Missgunst und Neid verdichten unsere Schwingung und lassen unsere Mentalkörper in sich zusammenfallen. Sie verkleinern seine Ausdehnung.

Oft sind wir in unserem Denken gefangen. Wir schwanken zwischen himmelhoch jauchzend und zu Tode betrübt. Wir leben mit unseren Stärken und Schwächen. Manchmal gelingt es uns, dem Leben positiv gegenüberzutreten, manchmal sind wir in einer Negativspirale gefangen. Infolge dieser Zweiteilung oder Dualität unseres Denkens entsteht auch eine Unterteilung unseres Mentalkörpers. Er unterteilt sich in einen inneren und einen äußeren Anteil. Der innere entspricht in diesem Fall dem niederen, schweren und egozentrischen Anteil, der äußere dem lichtvollen.

Gelingt es uns, unsere Gedanken in eine wohlwollende, offene und dem Ganzen dienende Richtung zu lenken, nähren wir die lichtvolleren Anteile unseres Mentalkörpers – und er beginnt sich auszudehnen. Er wird durchlässig und empfänglich für die schöpferischen Kräfte des Universums. Unser Denken wird inspiriert, und wir werden offen für die Impulse und Hilfen aus der Geistigen Welt.

Übergeben wir uns in unserem Denken zu stark der Schwerkraft und verharren wir in Negativität und Ichbezogenheit, nähren wir unseren inneren Mentalkörper. Er beginnt sich zu verdichten und schneidet uns ab von den kreativen und schöpferischen Impulsen. Als Folge beginnen wir uns zu isolieren, fühlen uns als Opfer, alleingelassen und unserem Schicksal ausgeliefert.

So wie unsere Gedanken und Gefühle unsere feinstofflichen Körper prägen, so beeinflussen sie auch unseren physischen Körper, unsere Organe und die chemischen Prozesse im Inneren. Dies erfahren wir durch unsere Gesundheit und unser Wohlbefinden.

Sicherlich weniger bewusst ist uns unser mentaler und emotionaler Einfluss auf unsere Umwelt. Wir sind durch unsere Gedanken in einer ständigen Interaktion mit unserem Umfeld und beeinflussen unsere Mitmenschen, Tiere, Pflanzen sowie materielle Gegenstände. Persönlich habe ich eine Vorliebe für Uhren. Nur kann ich sie leider nicht tragen, da sie ständig stehen bleiben. Scheinbar korrespondiert mein Magnetfeld, obwohl ich Schweizer bin, nicht mit demjenigen der Uhren.

Zu Beginn der Neunzigerjahre organisierte ich zusammen mit meiner damaligen Frau Seminare in der Schweiz. Als Gastreferenten luden wir Medien aus England zu uns ein. Eines der Medien war zwar begabt, aber noch relativ unerfahren auf seinem Gebiet. Besonders die Kontrolle über seine Energien schien ihm Mühe zu bereiten. Bei jedem seiner Besuche in unserem Haus stieg irgendein elektrisches Gerät aus, obwohl sie bis dahin tadellos funktionierten und auch nicht zu alt waren. Den Höhepunkt dieser Ereignisse stellte ein gemeinsamer Einkauf in einem großen Kaufhaus dar. Als wir an der Kasse bezahlen wollten und die Kassiererin die Beträge einzutippen begann, versagte die Kasse ihren Dienst.

Diese Ereignisse können als Zufallsereignisse abgetan werden; aber für mich war es erstaunlich, dass diese Ereignisse immer nur dann auftraten, wenn wir wieder ein Seminar mit diesem Referenten hatten. Bei anderen Referenten trat dieses Phänomen nie auf.

Werden wir wachsam und beginnen wir unsere Aufmerksamkeit auf den Einfluss und die Auswirkung zu lenken, welche unsere Gedanken auf unsere Umwelt haben, so werden wir wahrscheinlich mit der Zeit erfahren, dass dieser größer ist, als wir uns bisher bewusst waren. Die Verankerung der mentalen Energien im physischen Körper findet durch unser Stirn- und Kehl-Zentrum statt.

Der emotionale Körper

Unsere emotionalen Körper sind Informationsträger unserer Gefühlswelt. Sie sind unser feinstoffliches Speicherorgan für unsere Gefühle. Ihre Struktur ist etwas dichter als die der mentalen Körper und ihre Ausdehnung daher geringer. Ausdehnung, Dichte, aber auch Farbe wird durch die Art und Weise, wie wir fühlen, bestimmt. Alle feinstofflichen Körper existieren nicht als verschiedene Schalen, sondern sind in sich – wie unser physischer Körper – ein geschlossenes, aber durchlässiges System. Durch die verschiedenen Schwingungsfrequenzen variieren sie in ihrer Konsistenz und können daher gleichzeitig ineinander existieren. Je nach Fokus und Bewusstsein sind wir im Körper mehr oder weniger stark präsent.

Auch unsere emotionalen Körper können wir in zwei Schichten oder Ebenen unterteilen. Der sich mehr ausdehnende Anteil, respektive die äußere Ebene, ist verankert im Herz-Zentrum. Sind unsere Gefühle positiv, liebevoll, mitfühlend und tolerant, so sind wir stärker im höher schwingenden emotionalen Körper verankert. Wir fühlen uns dadurch offen und durchlässig und werden erfüllt von einer Lebensfreude, welche unabhängig von materiell erfüllten Bedürfnissen ist. Unsere innere Haltung verändert sich, indem wir von Wertungen und Unterscheidungen absehen. So gewinnt unser Leben an Leichtigkeit. Diese, aber auch Offenheit helfen unserem Verständnis für unsere Umwelt und Mitmenschen.

Eine offene und wertfreie Haltung ohne Erwartung und Urteil bildet auch die Basis unserer Heilungsarbeit. Nicht nur gegenüber unseren Klienten sollten wir versuchen, in diese Haltung einzutauchen, sondern auch in der Beziehung zu unseren geistigen Helfern, welche uns in unserer Arbeit zur Seite stehen.

Durch unsere Art des Denkens und Fühlens öffnen oder schließen wir den Zugang zur Geistigen Welt. Oft beobachte ich in den Kursen, dass die Teilnehmer danach streben, hellsichtiger oder hellfühliger zu werden, in der Annahme, die Entwicklung dieser Fähigkeiten würde sie auf eine höhere, spirituellere Stufe stellen oder zu etwas Besserem machen. Solange wir aber in diesem Streben nach übersinnlichen Fähigkeiten gefangen sind, nähren wir unser Ego und schließen uns, durch unser Streben und unser Verlangen, vom erwünschten Ziel aus.

Reifen und entwickeln muss sich alles. Die folgende Übung kann uns helfen, uns in dieses Gefühl des Zulassens einzustimmen.

Wir setzen uns einen Moment an einen ruhigen Platz, schließen die Augen und stellen uns einen Pflanzensamen vor, welcher in die Erde eingebettet ist. Wir verbinden uns innerlich mit dem Samen und spüren die Ruhe und Stille in und um uns.

Es ist Winterzeit, und die Natur ist unter einer Schneedecke eingebettet. In diesem Gefühl der Geborgenheit betrachten wir unseren Atem und spüren, wie die geistigen Kräfte in uns einströmen. Obwohl wir uns in einem Zustand der Ruhe befinden, sammelt sich die Kraft über unseren Atem in uns und erfüllt uns mit einer machtvollen Vitalität. Wir bleiben in diesem Zustand, bis sich die Kraft so weit in uns gesammelt hat, dass unser Samen genügend Kraft besitzt, um sich zu öffnen. Wir verbinden uns mit dieser unbändigen Vitalität, welche den Samen sprießen und durch das Erdenreich an die Oberfläche wachsen lässt. Diese Gefühl des Expandierens nehmen wir in unseren Atem auf und fühlen, wie er in jede Zelle unseres Körpers strömt und wir uns ausdehnen.

Wir bleiben einige Minuten in diesem Gefühl, dieser lebendigen Kraft, und wenden uns, sobald wir uns bereit fühlen, wieder unserem Naturbild zu. Alles gedeiht und wächst. Wir betrachten unseren Pflanzenspross. Vielleicht können wir die ätherische Form, welche in der Winterzeit durch die schöpferische Kraft im Samen inkarnierte, vor unserem geistigen Auge erahnen oder erkennen. Wir verbinden uns mit unserem Spross, fühlen die Sonne auf unserer Oberfläche, die Kraft, die durch unsere Wurzeln einströmt, und wir beginnen zu wachsen und zu gedeihen. Wir spüren, welche Form wir annehmen. Wir wachsen zu einer Blume, einer goldigen Ähre oder einem kräftigen Baum. Benötigen wir die bunten Farben einer Blume, um unsere Lebendigkeit zu fördern? Die Flexibilität und Biegsamkeit einer Getreidepflanze, um uns aus der Starrheit des Lebens führen zu lassen? Oder gar die Stärke eines Baumes, um uns fest im Leben zu verankern? Jenes Pflanzenbild, welches uns durch seine Qualität im Moment am meisten unterstützt, wird sich uns zeigen.

Wir verinnerlichen die Eigenschaften dieser Pflanze für einige Minuten und lassen den Wachstumsprozess unseres Samens bis zur ausgewachsenen Pflanze nochmals in uns nachklingen.

Alles braucht seine Zeit, seinen Rhythmus und die Jahreszeiten, um zu gedeihen und reifen. Nichts kann erzwungen werden. Hätten wir unser Wachstum zu früh forciert, so hätte es unserer Pflanze an Kraft und Gesundheit gefehlt.

Das Gleiche gilt für die Ausbildung unserer feinstofflichen Fähigkeiten. Beschleunigen wir einen Prozess, ohne die Ausbildung unserer Persönlichkeit, so sind wir womöglich nicht in der Lage, mit der Verantwortung der erweiterten Wahrnehmung richtig umzugehen.

Legen wir aber Wert darauf, unseren täglichen Pflichten nachzukommen, unsere Verantwortung im täglichen Leben bestmöglich zu erfüllen und uns laufend in unserer Persönlichkeit weiterzuentwickeln, so bin ich mir sicher, dass die Entfaltung unserer feinstofflichen Sinne automatisch erfolgen wird; immer auch im Sinne der Notwendigkeit unseres jetzigen Lebens.

Lassen wir diesen Reifungsprozess nicht zu, stärken wir durch unser Streben unseren inneren emotionalen Körper, welcher im Sonnengeflecht verankert ist.

Das hier liegende Chakra bezeichne ich als das Zentrum unseres Egos. In meiner Praxis erlebe ich häufig, dass der Bereich um das Sonnengeflecht blockiert ist und die vitalen Energien unserer Basis-Zentren nicht aufsteigen können. In den folgenden Kapiteln über die Chakras werde ich versuchen, die Funktionen und Zusammenhänge zwischen den Energiezentren noch genauer zu erläutern. Die Gründe für die Energiestagnationen in diesem Bereich liegen vielfach in unserer Gefühlswelt.

Mangelt es uns an Vertrauen, sind wir verletzlich, sorgen wir uns ständig, sind wir neidisch oder wütend auf unsere Umgebung oder haben wir starke unerfüllte Sehnsüchte, führt dies zu Blockaden im Sonnengeflecht. Wir bleiben gefangen in einem Strudel von Gefühlen, und unser Dasein verliert an Weite. Alles wird reduziert auf unser Ego, und unser innerer emotionaler Körper wird dichter und undurchlässiger. Durch unser Denken und unser Fühlen kreieren wir einen dichten Ring um uns. Undurchlässig für unsere leichteren und lichtvolleren Daseinsebenen.

Vermutlich ist dieser Wechsel zwischen Ich- oder Ego-Bewusstsein des Sonnengeflechts und unserem überpersönlichen Ich-Bewusstsein im Herz-Zentrum unser größter Kampf auf Erden. Wir fallen immer wieder in die gleichen Muster und Abhängigkeiten, und es gibt nur wenige Menschen, die diese Hürde endgültig gemeistert haben.

Die Menschheit muss den Sprung aus dem Egoismus in die Nächstenliebe schaffen, wollen wir weiterbestehen!

Diesem Satz kommt sicherlich in der heutigen Zeit die größte Bedeutung zu, herrscht doch auf der Welt Krieg, Chaos, Verfolgung und der Zerfall jeglicher Wertvorstellungen.

Der ätherische Körper

Der ätherische Körper ist ein feinstoffliches Duplikat des physischen Körpers. Er ist die innerste Schicht unserer Aura. In ihm laufen alle vitalen feinstofflichen Prozesse ab. Er dient als Blaupause oder Matrix unseres physischen Körpers und ist das Bindeglied zwischen den subtileren Ebenen unseres Daseins, unserer materiellen Manifestation. Seine Ausdehnung überragt den physischen Körper um fünf bis zehn Zentimeter und durchdringt jede Zelle unseres Körpers. Sämtliche Organe bestehen in einer ätherischen Form. Der Ätherleib strukturiert und organisiert unseren physischen Körper und ist die energetische Basis für eine gesunde und harmonische Funktionsweise unserer Zellen, unserer Organfunktionen und sämtlicher chemischer Abläufe im Körper. Betrachten wir die Ebenen unserer Aura als verschiedene Bewusstseinszustände, so können wir den ätherischen Körper neben dem physischen Körper als materiellste Manifestation unseres Selbst bezeichnen. Sämtliche Informationen aus der Umwelt sowie Impulse aus den äußeren Schichten der Aura werden in ihm verarbeitet und dem physischen Körper zugänglich gemacht. Er enthält sowohl die sieben Hauptenergiezentren (Chakras) entlang der Wirbelsäule und kleinere Energiezentren als auch das gesamte Meridiansystem mit den darauf liegenden Akupunkturpunkten der chinesischen Medizin. Durch diese Energiezentren können subtile energetische Informationen oder Impulse von außen auf einer für den physischen Körper verwertbaren Ebene umgewandelt werden.

Der ätherische Körper ist in seiner Funktion stark an den physischen Körper gekoppelt. Am Ende unseres physischen Lebens verliert auch der Ätherleib seine Funktion und löst sich zusammen mit dem physischen Körper auf, wogegen ein Teil unserer Daseinsform in den subtileren Körpern unserer Aura fortbesteht, um sich auf anderen Existenzebenen weiter zu entwickeln.

Die Hauptkoppelung mit dem physischen Körper findet über die beiden untersten Hauptenergiezentren statt. Kommt es in diesen Energiezentren zu Störungen, so führt dies unweigerlich zu einer Schwächung des Ätherleibs. Wird dieser über längere Zeit Störungen ausgesetzt und demzufolge geschwächt, verliert er für den physischen Körper notwendige nährende und ordnende Funktionen, und Krankheiten beginnen sich zu manifestieren.

Physische Störungen zeigen sich, bevor sie materiell messbar sind, immer zuerst auf der ätherischen oder energetischen Ebene. Betrachten wir die Diagnostik der chinesischen Medizin, so leistet diese eine Bestandsaufnahme von energetischen Störungen im physischen Körper. Da Disharmonien zuerst auf der feinstofflichen Ebene sichtbar sind, kann ein geschulter Heiler diese oft frühzeitig erkennen und den Menschen dabei unterstützen, diese auszugleichen.

Leider zeigt es sich in der Praxis oft, dass das Aufsuchen eines Heilers erst am Ende einer langen Odyssee erfolgt und er für den Erkrankten die letzte Hoffnung darstellt. Störungen des Ätherleibs haben sich dann schon stark im physischen Körper in Form von Krankheiten manifestiert. Diesen Prozess umzukehren, verlangt eine große Unterstützung aus der Geistigen Welt und ist nicht immer möglich.

Heilbehandlungen, bei denen über die Hände Energie übertragen wird, finden zuerst auf der ätherischen Ebene statt. Die ordnende Funktion der übertragenen Heilenergie hilft dem ätherischen Körper, sich wieder neu zu strukturieren und auszurichten, so dass der physische Körper durch ein harmonisches und ordnendes feinstoffliches System beeinflusst und regeneriert wird.

Ist die physische Manifestation einer Krankheit aber schon zu stark fortgeschritten und sind irreversible Schäden entstanden, besteht nicht selten die Aufgabe des Heilers darin, den Menschen auf seinem letzten Weg zu begleiten, ihn beim Loslassen zu unterstützen und zu helfen, mit Vertrauen den Übertritt in die feinstoffliche Daseinsform zu vollziehen.

DIE ENERGIEZENTREN DES MENSCHEN

Der menschliche Körper ist ein perfekter Biocomputer, in dem pro Sekunde Millionen von chemischen Prozessen ablaufen. Schon alleine diese Tatsache erfüllt mich immer wieder mit Ehrfurcht. Damit sich alle diese physiologischen Prozesse bei einem gesunden Menschen in einem harmonischen Zusammenspiel vollziehen, braucht es einen oder mehrere Dirigenten, welche ordnen und Einklang herstellen. Diese Dirigenten sind unsere Energiezentren, auch Chakras genannt. Sie befinden sich über den gesamten Körper verteilt und funktionieren als Tor zu den feinstofflichen Ebenen. Sie nehmen Energie aus der Umwelt auf, speisen diese in den physischen Körper ein und geben gleichzeitig auch die vom Mensch ausgehende Energie an die Umwelt ab.

Die größten Energiezentren liegen in der Körpermitte, bei der Wirbelsäule, und erstrecken sich von der untersten Spitze (Os Coccygis/ Steißbein) an der Basis der Wirbelsäule bis zum Scheitel. Kleinere Energiezentren befinden sich in den Handflächen, Fußsohlen, Schultergelenken, Ellbogengelenken, Leisten und Kniegelenken. Die kleinsten Energiezentren werden in der Chinesischen Medizin genutzt und als Akupunkturpunkte bezeichnet. Sie befinden sich auf den in der TCM bekannten Energieleitbahnen, den Meridianen. Es handelt sich dabei um ein feinstoffliches Gefäßsystem, welches die aus der Umwelt aufgenommene Energie im physischen Körper verteilt und als Steuersystem für die physiologischen Prozesse im Körper dient.

Kommt es zu Störungen in diesem feinstofflichen Energiesystem, werden diese Mikro-Chakras oder Akupunkturpunkte mittels feiner Nadeln stimuliert, um das System wieder auszugleichen. Die Hauptenergiezentren entlang der Wirbelsäule sind verbunden mit den Hauptdrüsen des physischen Körpers und steuern unser Hormonsystem sowie die Funktion der auf der gleichen Höhe des betreffenden Energiezentrums liegenden Organe. Nachfolgend erkläre ich die Funktionen der sieben Haupt-Zentren. Ich beschränke mich hier bewusst auf die Beschreibung der wichtigsten sieben Chakras.

Anatomisch gesehen, können wir ein Energiezentrum mit der geometrischen Form eines Kegels vergleichen. Auf unserem Scheitel befindet sich das Scheitel-Zentrum in der Form eines umgekehrten Kegels, mit der kreisförmigen Grundfläche nach oben und außen gerichtet sowie der Spitze, die verbunden ist mit dem höchsten Punkt des Schädeldachs. Wir finden diesen Punkt auch, indem wir die beiden Ohrspitzen mit einer geraden Linie, welche über den Scheitel läuft, verbinden. Der Punkt unserer Kegelspitze befindet sich in der Mitte unserer Verbindunglinie.

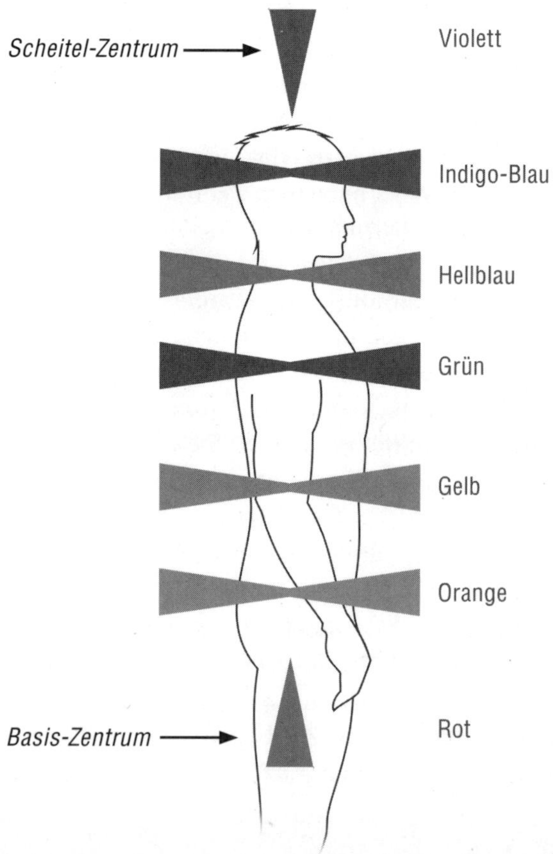

Basis-Zentrum

Am unteren Ende der Wirbelsäule, exakt gegenüberliegend vom Scheitel-Zentrum, befindet sich das Basis- oder Kundalini-Zentrum. Seine Spitze zeigt zum unteren Ende der Wirbelsäule und die kreisförmige Öffnung in Erdrichtung.

Die Form der anderen fünf Energiezentren entspricht zwei horizontal liegenden Kegeln, welche sich in den Spitzen treffen. Einer der beiden Kegel öffnet sich beim Menschen nach vorne und einer nach hinten, in den Rückenbereich. Die Kegelspitzen treffen sich in der Wirbelsäule.

Sämtliche Chakras oder Energiezentren können wir uns als dynamisches System vorstellen. Sie ähneln in der Funktion einer Turbine, welche sich ständig dreht, durch die Rotationsbewegung Energie aus der Umwelt aufsaugt und gleichzeitig auch Energie abgibt. Jedes der Zentren ist durch eine Membran, welche als Filter für die aufgenommene Energie dient, geschützt. Dieser Filter verhindert eine Überflutung von äußeren Reizen der einzelnen Zentren. Wir können diese Filter auch als feinstoffliche Gehirnanteile betrachten, welche Informationen selektionieren und ausscheiden. Schocks und Traumata können diese Filter verletzen und durch die ungehinderte feinstoffliche Reizüberflutung den Menschen in seiner Gesundheit gefährden. Durch die Beziehung der Energiezentren zu den zugehörigen feinstofflichen Aura-Ebenen ist auch die Größe und Ausdehnung eines Energiezentrums abhängig von unserem Fokus im Leben und unserem Bewusstseinszustand. Widmen wir uns ausgeprägt physischen Aktivitäten, wie Sport oder strenger körperlicher Arbeit, so werden unsere untersten zwei Zentren stark aktiviert. Ist ein Mensch sehr unausgeglichen in seinen Empfindungen oder seinen Ängsten und Sorgen ausgeliefert, wird sein drittes Zentrum, das Solarplexus-Zentrum, überaktiv und eine große Ausdehnung besitzen. Wir steuern also durch die Art unseres Denkens, Fühlens und Handelns unsere Energie. Der Bereich unseres Bewusstseins, auf den wir unseren Fokus richten, wird am meisten mit Energie versorgt. Jedes dieser sieben Energiezentren besitzt eine spezifische Eigenschaft und Funktion. Man könnte die Funktion der unteren drei Zentren als lebenserhaltende Funktion bezeichnen und die der oberen vier Zentren im Dienst der Entwicklung unseres seelischen und geistigen Potenzials betrachten. Jedes dieser einzelnen Energiezentren weist spezifische Energiefrequenzen auf, welche durch einen hellsichtigen Menschen als Farben wahrgenommen werden.

Das unterste Zentrum an der Basis der Wirbelsäule (der Sitz der Kundalini) erscheint in einem roten Farbton, welcher eine starke vitale Energie und Lebenskraft repräsentiert. Wird das Zentrum durch übermäßige physische Aktivität, wie zu viel Sport, eine exzessive Sexualität oder eine schwere Krankheit, erschöpft, so werden die Farbtöne stumpf und getrübt. Beginnt ein Mensch sich kreativ und schöpferisch zu betätigen, können sich die kräftigen Rottöne in ein sanfteres Rosa umwandeln. Aus meiner Sicht ist es aber wichtig, dass die veränderte Schwingung der Kundalini-Energie durch einen natürlichen Reifeprozess der Bewusstseinsentwicklung stattfindet.

Die künstliche Unterdrückung der Kundalini- oder Basis-Energie kann gerade beim Mann zu physischen Erkrankungen führen. Es gibt spirituelle Richtungen, welche versuchen, die Kundalini-Energie durch gezielte Übungen zu wecken oder zu aktivieren, um diese dann entlang der Wirbelsäule aufsteigen zu lassen und eine Verbindung zur universellen Energie des Scheitel-Zentrums zu schaffen. Ziel dieser Übungen ist es, den Zustand der Erleuchtung zu erlangen, um eins zu sein mit dem Universum.

Der Zustand eines Energiezentrums ist abhängig vom seelischen Reifegrad und verändert sich in dem Maße, wie ein Mensch sich entwickelt und im Leben steht. Ich bin kein Befürworter von Praktiken, welche diesen Prozess durch künstliche oder äußere Beeinflussung beschleunigen, so dass ein Energiezentrum vorzeitig aktiviert oder geöffnet wird. Hiermit meine ich nicht harmonisierende Atemübungen oder dergleichen, sondern okkulte Praktiken. Auch Unfälle können einen ungewollten Eingriff darstellen.

Unsere Energiezentren sind subtile Energietransformatoren. Sie sind durch feinstoffliche Kanäle untereinander verbunden und werden durch ein feinstoffliches Netz geschützt. Unvorbereitete oder vorzeitige Aktivierung unserer Chakras kann zu einer Schädigung der Verbindungen sowie der Schutznetze führen. Das feinstoffliche Gewebe wird dann durch eine plötzliche Überflutung von Energie verbrannt, und der Mensch ist allen energetischen Einflüssen schutzlos ausgeliefert. Die Folgen sind physische und psychische Instabilität.

Obwohl ich immer wieder höre, dass Heilbehandlungen zur Öffnung von Chakras angepriesen werden, sollte dies nicht das Ziel einer Behandlung sein. Die Behandlung durch einen geschulten Heiler führt zu einer Harmonisierung der einzelnen Energiezentren und zu einem besseren Zusammenspiel. Dies führt zu einer Optimierung des Energieaustauschs und dadurch zu einer Vitalisierung des gesamten Menschen. Seine Selbstheilungskräfte werden aktiviert und die Verbindung zu seinen schöpferischen Ebenen erhellt oder geöffnet.

Eine Heilbehandlung sollte einem Menschen die Kraft geben, verständnisvoller mit seiner Krankheit umzugehen, und je nach Fall helfen, den Genesungsprozess abzukürzen.

Ein starkes Basis-Zentrum verwurzelt uns im Leben. Es ist die Verbindung zu unseren Ahnen. Es steuert die Sexualität sowie die Fortpflanzung und macht uns entscheidungs- und handlungsfähig. Es gibt uns die Kraft und Energie, Ideen und Entscheidungen in die Tat umzusetzen. Realisieren wir in unserem Leben, dass wir voll von Ideen sind, aber ständig daran scheitern, diese umzusetzen, sollten wir innehalten und uns die Zeit nehmen, unser Basis-Zentrum zu stärken. Oft brauchen wir Ruhe und sollten uns nicht noch in unserer Freizeit völlig verausgaben. Gezielte Atem-, Qi-Gong- oder Yoga-Übungen, Spaziergänge in der Natur und im Wald, ohne äußere Ablenkung wie etwa durch Handys, können uns dabei helfen, unsere Wurzeln wieder zu stärken.

Übungen zur Stärkung des Basis-Zentrums

Eine Baum-Übung

Wir betrachten ein Baumgemälde oder einen realen Baum, welcher für uns die Eigenschaften der Erdung oder Verwurzelung darstellt und vertiefen uns für einige Minuten in diesen Anblick. Wir versuchen zu spüren, welche Eigenschaften unser Baum für uns verkörpert.

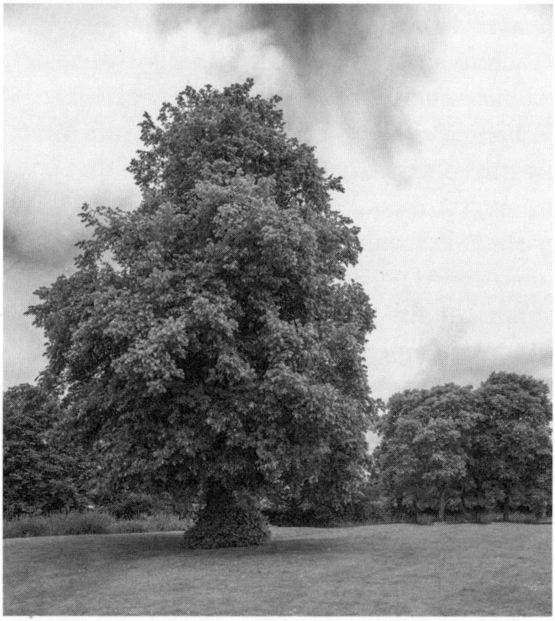

Danach lenken wir unsere Aufmerksamkeit nach innen. Als Hilfe stelle ich mir vor, dass ich meinen Blick nach innen richte. Durch die Veränderung unserer Blickrichtung gelangen wir in eine empfangende und kontemplative Grundhaltung.

Langsam versuchen wir, ein Bild von unserer Halswirbelsäule zu bekommen und wandern in unserer Innenschau Wirbel um Wirbel nach unten. Unsere Aufmerksamkeit wird gesammelt, indem wir uns auf die Form unserer Wirbelsäule konzentrieren. Unten im Lendenbe-

reich angekommen, erforschen wir mit unserem inneren Auge unseren Beckenbereich. Im Bewusstsein, dass unser Becken unsere Stütze ist, dass es einer Schale gleicht, welche für uns wichtige vitale Organe beherbergt, nehmen wir uns Zeit, seine Breite und Tiefe auszuloten. So wie die Erde uns trägt und versorgt, so werden wir durch unser Becken gestützt und durch die vitalen Prozesse im Becken genährt. Aus einer gesammelten Haltung gehen wir in die Betrachtung unseres Atems und versuchen mit jeder Ausatmung, Gedanken und alles, was uns im Alltag beschäftigt, loszulassen. Gelingt uns dieser Schritt, so entsteht ein Augenblick der absoluten Stille. Bis zur nächstfolgenden Einatmung. Wir bleiben einige Atemzüge in dieser Atembetrachtung und begleiten die Ein- und Ausatmung, wobei wir am Ende jeder Ausatmung uns mit der Stille und Ruhe der entstandenen Pause verbinden.

Aus der Haltung des Betrachtens und Zulassens wenden wir uns unserem Baum zu. Wir lassen die Kraft des Baumes auf uns einwirken und öffnen uns voll und ganz dem Wesen des Baumes. In unserer Vorstellung verschmelzen wir mit unserem Baum und werden eins mit ihm. Unsere Füße sind unsere Wurzeln, welche fest im Boden verankert sind. Wir spüren die Verbindung zur Mutter Erde und sehen die unzähligen Wurzeln. Sie verbinden unsere Füße fest mit dem Boden. Wir lassen die Kraft aus der Erde durch unsere Wurzeln, unsere Füße, in unseren Körper strömen. Durch die starke Verankerung in der Erde sind wir jedem Sturm gewachsen. Nicht starr, sondern elastisch und biegsam gehen wir mit den auf uns einwirkenden Kräften mit und bleiben dabei immer fest verwurzelt und trotzen jedem Sturm.

Die Äste unseres Baumes sind stark und ausladend. Sie öffnen sich weit der Sonne und dem Licht entgegen. Diese Öffnung erfahren wir in unserem Körper und fühlen, wie unsere gesamte Körperoberfläche lichtdurchlässig wird und das Licht mit jeder Einatmung in uns einströmt. In dieser Verbindung der Kräfte von Himmel und Erde verbleiben wir einige Atemzüge. Wir bedanken uns innerlich für die unbegrenzte Unterstützung, die wir erhalten, wenn wir es zulassen und uns diesen Kräften zuwenden.

Langsam lösen wir uns wieder von unserem Baum, und unsere Aufmerksamkeit fließt zurück in die Betrachtung unseres Atems. Vielleicht registrieren wir durch unsere Übung eine Vertiefung unseres Atempro-

zesses oder erfahren uns verwurzelt und geerdet. Wir lassen die Erfahrung noch einen Augenblick nachklingen und verankern das Gefühl durch einen leichten Schlag auf die Brust.

Ehrung der Mutter, des Vaters und Verbindung zur Ahnenreihe

Diese Übung stammt aus meinen Seminaren bei Bert Hellinger. Die Mutter verkörpert die lebensspendende Energie und der Vater die Kraft, die nach außen gerichtet ist. Unsere Ahnen werden in der chinesischen Medizin unseren Nieren, welche die vererbte Energie (Ursprungs-Qi) beherbergen, zugeordnet. Durch die Achtung meiner Eltern und den Einbezug meiner Ahnen verbinde ich mich, bei Stress im Alltag, wieder mit meinen Wurzeln und meiner Lebenskraft. Diese Übung hilft mir, ruhig zu werden, klar zu denken und handlungsfähig zu bleiben. In dieser Übung geht es nicht um eine Wertung der Eltern oder Ahnen, sondern sie bezeugt Achtung und Dankbarkeit vor beiden. Dadurch wirkt die Übung nicht trennend von unseren Eltern und Ahnen, sondern verbindend. Sie hilft uns, mit unserem ganzen Sein im Leben zu stehen.

Vor meinem geistigen Auge lasse ich das Bild meiner Mutter entstehen und spreche innerlich folgende Sätze: „Du bist meine Mutter und ich dein Sohn. Du bist die Große und ich der Kleine. Ich gebe dir die Ehre. Du hast mir mehr gegeben, als ich benötige. Danke Mutter! Jetzt mache ich etwas Gutes damit."

Mit der gleichen inneren Haltung und den gleichen Sätzen wende ich mich meinem Vater zu. Danach stelle ich mir die gesamte Ahnenkette meiner Mutter bis zu ihrem Ursprung vor und spreche innerlich den Satz: „Ich sehe euch alle, auch diejenigen, die ausgeschlossen wurden. Ihr alle seit ein Teil von mir, und ich bitte euch, wohlwollend mir gegenüber zu sein und mich in meinem Leben zu unterstützen."

Auf dieselbe Art und Weise wende ich mich der Ahnenreihe meines Vaters zu und beende zum Abschluss die gesamte Übung mit dem Dank an meine Eltern und meine Ahnen.

Sämtliche Übungen, die ich in meinem Buch beschreibe, sind mir immer hilfreich gewesen. Sie entsprechen einer Auswahl persönlicher, subjektiver Erfahrungen und dienen als Vorschlag für den Leser. Ich erhebe in keiner Weise den Anspruch, absolutes Wissen zu vermitteln, sondern möchte mit meinen Übungsvorschlägen den Lesern dieses Buches eine Anregung zum praktischen Umsetzen vermitteln.

Nabel-Zentrum (Hara)

Das zweite Energiezentrum, auch Nabel-Chakra oder im Japanischen *Hara* genannt, liegt ganz knapp unter dem Nabel. Bei einem gesunden Menschen erscheint es in einem kräftigen Orange. Es steuert den Verdauungstrakt und ist das Zentrum der Energie, welche für unsere physische Kraft verantwortlich ist. Durch Überarbeitung, schlechte Ernährungsgewohnheiten, qualitativ schlechte Nahrung, Bewegungsmangel und Fehlatmung schwächen wir dieses Energiezentrum, und seine Farbe ändert sich in Richtung Braun. Durch die Stärkung dieses Zentrums erlangt ein Mensch neben einer guten physischen Widerstandskraft auch eine robuste psychische Stabilität. Die traditionellen japanischen Kampfkünste widmen sich besonders der Kultivierung und Stärkung dieses Energiezentrums.

Ein trainiertes Hara verbindet den Menschen mit dem kollektiven Unbewussten. Es ermöglicht im Kampfsport, eine Situation vorauszuahnen und instinktiv auf diese adäquat zu reagieren. Es ist diese Verbindung, die den Hund vor der Tür warten lässt, weil er spürt, dass sein Herrchen gleich nach Hause kommen wird. Es sind die unguten Gefühle, welche uns vor einer Katastrophe warnen.

Das zweite Zentrum entspricht auch anatomisch unserer Körpermitte. Sprechen wir von einer starken Mitte, so ist nicht die Oberbauchregion gemeint, sondern der Hara-Bereich. Durch Stärkung und Bewusstwerdung des Hara erlangen wir eine psychische Stabilität. Wir reagieren auf emotionale Situationen ruhig und angemessen und verlieren uns nicht in unserem eigenen Gefühlsstrudel. Unser Verstand zeigt sich auch unter Druck klar und wach, und wir bleiben handlungsfähig.

Ich habe diese völlige Hara-Verbindung einige Male bei der Ausübung von sportlichen Tätigkeiten erlebt. Man erkennt Situationen früher und erfährt alles viel klarer. Die gesamte Wahrnehmung wird kanalisiert und auf den Punkt gebracht, ohne von Gefühlen der Angst oder des Versagens getrübt zu werden. Durch diesen geschärften Fokus ist man in der Lage, schnell und präzise auf Situationen zu reagieren.

Leider ist es aus meiner Erfahrung nicht so, dass die Erarbeitung eines guten Hara-Bewusstseins für immer anhält. Vernachlässigen wir im Alltag unsere Übungen zur Stärkung dieses Zentrums, verlieren wir auch den Zugang zu diesem Bereich. Es genügen täglich fünf Minuten innerer Sammlung und Atemkonzentration, um das Hara-Bewusstsein lebendig zu erhalten. Wie im Sport, im Erlernen eines Instruments oder in Schulen eines spezifischen Talents, verlangt auch die Ausbildung und Schulung unserer geistigen Fähigkeiten ein gewisses Maß an Disziplin. Ein kräftiges Hara gibt dem dritten Zentrum, dem Solarplexus-Chakra, ein gutes Fundament.

Übungen zur Stärkung des zweiten Zentrums

Die zwei folgenden Übungen dienen der Stärkung des Hara-Bereichs. Um nochmals auf die Wichtigkeit dieser Körperregion hinzuweisen, gebe ich folgenden Text aus Wikipedia wieder: „*Dantian* ist ein Begriff aus dem Daoismus, der die energetischen Zentren des Körpers bezeichnet. Unteres *Dantian* oder im Japanischen Hara genannt, liegt in der Region des Unterbauches, etwa 1,5 *Cun* (Breite von Zeige- und Mittelfinger) unterhalb des Bauchnabels. Es wird als wichtigstes Zentrum der Energie im Körper angesehen und als Sitz des Qi, als energetischer Schwerpunkt des Körpers. Heilung soll der Tradition nach durch Arbeit mit dem Qi erfolgen, das wieder in Fluss gebracht und gepflegt werden soll, um sein Gleichgewicht wiederherzustellen."

Durch die folgenden Atem-und Konzentrationsübungen können wir dieses Energiezentrum stärken und dadurch unsere gesamte Lebenskraft (Qi) aufbauen.

Unser Hara – unsere Quelle – unser Instinkt

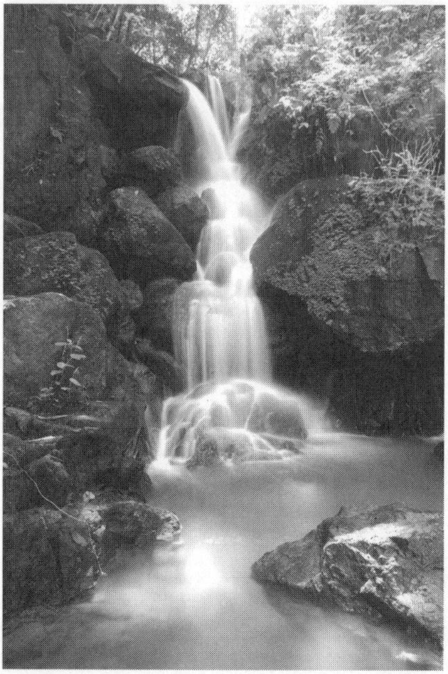

1. Hara- Atmung

Im Sitzen beginnen wir die Übung mit der Wahrnehmung unseres Atemprozesses. Mit geschlossenen Augen betrachten wir innerlich unsere Atmung. Wir lassen den Atem geschehen und folgen über einige Atemzüge unserem Ein- und Ausatmen. Wir lenken unsere Aufmerksamkeit auf den Beginn des Einatmens und folgen der Richtung der Atembewegung. Bekommen wir ein Gefühl der Schöpfbewegung, senkt sich die Atembewegung also zuerst nach unten in den Beckenraum und in den unteren Rücken, um aus dieser Körperregion die Kraft zu schöpfen? Oder verläuft der erste Impuls des Atems direkt nach oben in die Bauch- und Brustregion? Nehmen wir unseren Atem gesammelt und kraftvoll wahr, oder empfinden wir ihn eher als zerstreut und nebelhaft?

Für diese Atembetrachtung lassen wir uns genügend Zeit, um unsere Aufmerksamkeit zu sammeln und unsere Gedanken auf die Atmung zu fokussieren.

Aus dieser gesammelten Haltung heraus legen wir unsere Hände auf den Unterbauch, unterhalb des Nabels, und verlagern unsere Aufmerksamkeit unter die Hände. Wir beobachten das Heben und Senken unserer Hände im Atemrhythmus.

Nach einigen Atemzügen gehen wir mit der linken Hand in die Mitte des Unterbauches, wiederum unterhalb des Nabels. Die rechte Hand legen wir auf den unteren Rücken (oberhalb des *Os Sacrum*), so dass sich beide Hände auf gleicher Höhe befinden. Natürlich darf auch der Handrücken anstelle der Handfläche aufgelegt werden, je nach Beweglichkeit.

Nun konzentrieren wir uns auf den Raum zwischen unseren Händen und betrachten wieder unsere Atembewegung.

Mit dem Ausatmen verlagern wir unser Bewusstsein unter die rechte Hand im Kreuzbereich, und mit dem Einatmen wandert unser Fokus von dorsal nach ventral. Also von hinten nach vorne und wieder zurück. Diesen Vorgang wiederholen wir über mehrere Atemzüge hinweg. Wir bewegen uns mit unserer Aufmerksamkeit auf einer horizontalen Linie zwischen unseren Händen. Ohne die willentliche Beeinflussung unseres Atems und nur durch die Sammlung unserer Aufmerksamkeit auf diese Linie zwischen unseren Händen, welche unserer energetischen Mitte entspricht, erleben wir die Veränderung in unserem Atem. Wir erfahren über unseren Atem eine gesammelte Kraft, welche aus unserem unteren Rücken kommt, und fühlen uns gestützt und vitalisiert.

Zum Abschluss der Übung stehen wir auf, um den Veränderungen in unserem Atem und unserem Körper nachzuspüren. Diese Atemübung schenkt uns ein wohliges Schweregefühl in unserer Mitte, welches die erarbeitete Verbindung zur Erde widerspiegelt. Um dieses Gefühl in unserem Körper zu verankern, klopfen wir uns kurz auf die Brust.

2. Chi-Kugel

Wir wiederholen die vorangehende Übung bis zu dem Punkt, wo wir aufstehen. Nun visualisieren wir ein Seil zwischen unseren beiden Händen, welches sich zwischen Nabel und Rücken spannt. Es verläuft mitten durch eine leuchtende Energiekugel, die, ähnlich unserer Sonne, ein wärmendes und nährendes Licht abgibt. Langsam bewegen wir in unserer Vorstellung unsere innere Sonne auf unserem Seil vor und zurück. Wir positionieren die Kugel an der Stelle in unserem Becken, welche uns am stabilsten erscheint. Oft spüren wir, dass unser Körper sich mit der Bewegung der Kugel mitbewegt. Anhand der Qualität unserer Standfestigkeit erkennen wir, an welchem Ort im Becken wir unsere Sonne am besten platzieren.

Ohne den Fokus auf unsere innere Sonne zu verlieren, setzen wir uns langsam auf einen Stuhl. Wir spüren, wie das Licht, welches von unserer Sonne ausgeht, den gesamten Beckenbereich beleuchtet, nährt und stärkt. Unsere Nieren werden erwärmt und beleuchtet, unsere Fortpflanzungsorgane, unser Verdauungstrakt, unser gesamtes Becken wird mit wärmendem und vitalisierendem Licht durchflutet. Danach lassen wir unsere Sonne durch unseren gesamten Körper wandern. Wir überlassen uns der Führung unseres Körperbewusstseins, im Vertrauen auf die heilende Kraft, die von der Sonne ausgeht. Unser Körper wird uns feine Signale senden. Sie machen uns auf die geschwächten Bereiche in uns aufmerksam.

Genau in jene Bereiche lenken wir unsere Sonne und belassen sie so lange an dem geschwächten Ort, bis wir den Impuls erhalten, unser Kraftzentrum weiterwandern zu lassen. Vertrauen wir auf unsere Intuition, sie wird uns führen.

Mit dieser Übung beleben und harmonisieren wir unseren gesamten Körper und unterstützen seine Selbstheilungskräfte.

Am Ende der Übung spüren wir wiederum den Veränderungen in unserem Körper nach und verankern dieses Gefühl durch einen leichten Schlag auf die Brust.

Solarplexus (Sonnengeflecht)

Das dritte Energiezentrum, das Solarplexus-Chakra, ist wohl das instabilste und gefährdetste Energiezentrum des Menschen und befindet sich meistens in einem dominanten Aktivitätszustand. Es ist oft überaktiv und erscheint in einem kräftigen Gelb. Warum ist gerade dieses Zentrum in der heutigen Zeit so dominant und instabil?

Jedes Chakra repräsentiert einen Aspekt unserer Persönlichkeit und seelischen Reife. Das Sonnengeflecht ist die Schwelle zwischen unseren physisch-vitalen und unseren geistig-schöpferischen Prozessen. In diesem Zentrum widerspiegelt sich unsere tägliche Auseinandersetzung zwischen Materie und Geist. Es ist der Sitz unseres Egos und wird durch den Zwiespalt, den wir in uns tragen, geprägt.

Welche Bedürfnisse sollen wir uns erfüllen? Sind es die Bedürfnisse, die unser Ego stärken, oder stellen wir uns in den Dienst von etwas Umfassenderem? Gelingt es uns, persönliche Bedürfnisse, wie ein schönes Auto, schöne Kleidung, eine schöne Wohnung oder materiellen Reichtum, zu erfüllen, ohne uns von all diesen künstlich erworbenen Sachen abhängig zu machen, ohne unseren Wert durch sie zu definieren?

Sind wir in der Lage, das, was uns das Leben gibt, dankbar anzunehmen, ohne darüber unsere wahren Ziele, unser geistiges und seelisches Wachstum, aus dem Blick zu verlieren? Vergessen wir, dass wir ein Teil des großen Ganzen sind und sich nicht die gesamte Schöpfung um uns als Mittelpunkt dreht?

Haben wir das Gefühl, zu wenig geliebt zu werden, fühlen wir uns einsam und verlassen? Wurden wir schon von unserer Mutter vernachlässigt, und sind wir schon mit unserem ersten Atemzug zu kurz gekommen? Alle diese inneren Konflikte, die wir in uns tragen, widerspiegeln sich in unserem Sonnengeflecht durch energetische Überaktivität und Blockaden.

Eigenschaften wie übermäßiger Ehrgeiz, Neid, Eifersucht, Minderwertigkeitsgefühle, Destruktivität, Zorn oder Wut schwächen und überreizen den Solarplexus und führen zu Störungen der Organe, welche in dieser Region liegen.

Die vitalen Kräfte der untersten zwei Zentren sind die Basis für unser schöpferisches Tun. Ohne sie verfügen wir nicht über die Kraft und Energie, kreativ und ganzheitlich zu denken und zu handeln. Wir werden auf das Nötigste im Alltag reduziert.

Kommt es zu Stagnation und Blockaden im Sonnengeflecht, so werden wir abgeschnitten von unserem wahren Sein. Wir isolieren uns von unseren kreativen Energiezentren und gelangen in einen Zustand der Ichbezogenheit. Wir stellen uns in den Vordergrund und verlieren den Bezug zur Umwelt und zu unseren Mitmenschen.

Mitgefühl, Großzügigkeit und Toleranz sind Eigenschaften, die durch die Verbindung unseres Herz-Zentrums entstehen. Fehlt uns diese Verbindung, werden wir intolerant, egoistisch, kritiksüchtig und sind abgeschnitten von unserem Lebensplan und unserer inneren Führung.

Unsere Lebenssicht wird eingeengt, und wir verlieren die Erkenntnis einer größeren Führung. Unser Leben wird aus unserer eingeschränkten Sichtweise zu einem Spielball von angeblichen Zufällen, und wir hadern mit unserem Schicksal.

Wir fühlen uns als Opfer und verstricken uns durch unser Denken, unser Fühlen und unser Handeln immer weiter in unserem Lebensplan. Aus dieser Perspektive vergessen wir, dass unsere Gedanken, Gefühle, Worte und Handlungen die feinstofflichen Ebenen in uns und um uns beeinflussen und prägen. Wir wundern uns, dass unser Körper plötzlich nicht mehr so funktioniert, wie wir es gerne hätten, und uns ständig und machtlos immer wieder in die gleichen Lebenssituationen begeben.

In diesem Zusammenhang erinnere ich mich noch an eine Aussage meiner leider inzwischen verstorbenen Atemlehrerin vor dreißig Jahren. Sie erwähnte schon damals, dass sich die Menschheit in ihrer Entwicklung im Sonnengeflecht befände.

Diese Aussage sehe ich im Alltag und durch die Medien bestätigt. Machtansprüche, Kriege, Gier und Egoismus prägen unsere Gesellschaft. Diese allgemeine Haltung ist ein Ausdruck der zurzeit vorherrschenden Polarisierung der Menschheit im Sonnengeflecht.

Schafft die Menschheit in den nächsten Jahrzehnten den Bewusstseinswechsel vom Solarplexus in das Herz-Zentrum, so werden sämtliche Bereiche unserer Gesellschaft einem positiven Wandel unterzogen.

Gelingt es uns, in die Ruhe zu kommen, so wird das Sonnengeflecht zu einem zarten Wahrnehmungsorgan. Es ist verbunden mit einem Nervengeflecht und kann in einem ausgeglichenen Zustand feinste psychische, mentale und emotionale Schwingungen registrieren und uns in Form eines Bauchgefühls hilfreiche Hinweise über Menschen oder Situationen im Alltag geben. Unser Solarplexus entspricht gewissermaßen unserer Intuition.

Die Harmonisierung des Sonnengeflechts

In der Heilungsarbeit ist es wichtig, das Sonnengeflecht in einem harmonischen und ausgeglichenen Zustand zu halten. Hierzu sollten wir uns täglich genügend Zeit nehmen. Energetische Disharmonien im Sonnengeflecht beeinträchtigen den gesamten Energiefluss eines Menschen. Die Wahrnehmung wird eingeschränkt und durch das emotionale Ungleichgewicht subjektiv verzerrt. Infolge der geschwächten und konfusen Energie in diesem Zentrum besteht die Gefahr, dass wir im Laufe einer Behandlung zu viel Fremdenergie von unseren Klienten aufnehmen und erkranken.

Die folgenden zwei Übungen dienen der Harmonisierung des dritten Chakras.

1. Mauer-Übung

Die meisten Menschen kommen im Alltag mit Ängsten in Berührung, die sie daran hindern, ihr volles Potenzial auszuschöpfen. Diese Ängste stehen wie eine Mauer zwischen dem Alltags-Ich und dem höheren Selbst oder Allumfassenden-Ich. Diese Übung beschreibt eine Möglichkeit, diese Hürde zu überwinden.

Wir setzen uns bequem hin und gehen zum Übungseinstieg in unsere Atem-Betrachtung. Nach einigen Minuten der Stille verbinden wir uns mit einer Angst, die zum jetzigen Zeitpunkt in unserem Leben im Vordergrund steht und uns daran hindert, unser Potenzial auszuschöpfen.

Wir visualisieren diese Angst als Mauer, die zwischen uns und unserem höheren Selbst steht. Diese Mauer hindert uns daran, aus der Quelle unseres gesamten Potenzials zu schöpfen und mit größtem Vertrauen unseren Weg beschreiten zu können.

Wir visualisieren die Höhe, Dicke, Farbe und Oberflächenbeschaffenheit der Mauer.

Wir ertasten mit unseren geistigen Händen ihre Oberfläche. Fühlt sie sich glatt, rau oder porös an? Ist die Mauer starr und unbeweglich oder gar weich, verformbar und elastisch? Erkennen wir Öffnungen, durch die das Licht unseres höheren Selbst durchschimmert?

Eine Person, welche unser Alltags-Ich repräsentiert, steht vor und eine zweite, welche unserem höheren Selbst entspricht, steht auf der anderen Seite der Mauer.

Von unserem Standort vor der Mauer aus beginnen wir einen inneren Dialog mit unserem höheren Selbst hinter der Mauer. Wir stellen unserem höheren Selbst sämtliche Fragen über unsere Angst, die uns auf dem Herzen liegen.

Die Antworten, welche wir erhalten, sind durchdrungen von einer großen Weisheit, und wir werden eingehüllt in eine große Liebe. Wir erfahren das tiefe Vertrauen in das Leben, welches uns durch diesen Dialog zuteil wird.

Die Liebe, die uns überflutet, ist von einer so starken Kraft beseelt, dass unsere Mauer zu bröckeln beginnt und sich langsam auflöst. Unser höheres Selbst wird für uns sichtbar, und wir gehen langsam darauf zu. Mit weit ausgebreiteten Armen werden wir empfangen und lassen uns in diese Arme sinken. Wie ein Kind, welches von seiner Mutter umarmt wird. Alle Last, der gesamte Kampf unseres Lebens, beginnt von uns abzufallen, und wir werden eins mit unserem allumfassenden Selbst.

In diesem Gefühl verbleiben wir so lange, bis wir den Impuls fühlen, wieder zurück in unseren Alltag zu kommen.

Wir beenden unsere Übung durch unsere Atembetrachtung und registrieren die Veränderungen in unserem Atemprozess, welche durch die Übung ausgelöst wurden. Zum Schluss verankern wir die Erfahrung in unserem Körper durch ein Klopfen auf die Brust.

Diese Übung erfordert Geduld. Verzagen wir also nicht, wenn es uns nicht auf Anhieb gelingt, die Mauer bröckeln zu lassen.

2. Wasser-Übung

Unsere Emotionen werden dem Element Wasser zugeordnet, und unser Gefühlszustand kann symbolisch mit dem Zustand der Meeresoberfläche, auf den wir in unserer Meditationsübung blicken, dargestellt werden.

Eine unruhige Oberfläche mit starkem Wellengang widerspiegelt innere Unruhe und emotionale Unausgeglichenheit. Feinste Schwingungen, welche von unserem Klienten ausgehen, können wir uns als kleine Kieselsteine, welche wir ins Wasser werfen, vorstellen. Wir erkennen, dass die durch die Kiesel ausgelösten kleinen Wellen in den großen Wellen unserer Gefühle untergehen. Ein Heiler sollte aber in der Lage sein, feinste Schwingungen, die vom Klienten ausgehen, in seinem Sonnengeflecht zu spüren und entsprechende Informationen daraus zu ziehen. Sind wir unruhig und aufgewühlt, so werden diese, wie in unserer Meeres-Übung, durch die Wellen unserer Emotionen überdeckt und gehen verloren.

In einer entspannten Sitzhaltung beginnen wir unsere Übung für einige Minuten mit unserer Atembetrachtung. Wie lassen die Gedanken des Alltags mit jeder Ausatmung hinter uns und versenken uns völlig in den Augenblick der Stille zwischen Aus- und Einatmung. Wir können unseren Spannungszustand an der Länge der entstandenen Atempause ablesen.

Kommen wir nach der Ausatmung sofort in eine Atemnot, so haben wir Mühe, unser Ego und unsere Atemkontrolle loszulassen.

Wir betrachten unsere Atmung ohne Wertung und visualisieren nach einigen Minuten einen Meeresstrand. Wir stehen in unserer Vorstellung am Strand und hören die Möwen, riechen das Meer und spüren den Sand unter unseren Füßen. Am Horizont sehen wir, wie es langsam hell wird und das Leuchten der aufgehenden Sonne den Horizont erhellt. Unser Blick schweift über die Meeresoberfläche. Die Wasseroberfläche ist ein Ausdruck für unseren Gefühlszustand. Ist das Meer aufgewühlt und unruhig, spüren wir den starken Wind und sehen die weißen Schaumkronen auf den sich überschlagenden Wellen, so befinden auch wir uns in einem aufgewühlten Zustand.

Spiegelt sich der Himmel in der Wasseroberfläche, erblicken wir durch das klare, stille Wasser den Meeresgrund, so ist es auch in uns ruhig und still, und wir sind offen und empfänglich für feinste Impulse aus der Umgebung.

Dieser Zustand ist die Grundlage für unsere Heilungsarbeit. Wir sind neutral und empfänglich, ohne dass wir von unseren eigenen Gefühlen überschwemmt werden.

Spiegel der Emotionen

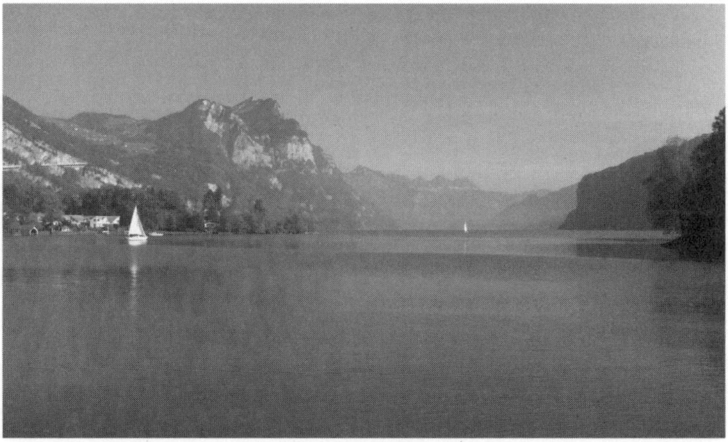

In der Ferne sehen wir die Sonne langsam am Horizont aufgehen. Wir spüren die Wärme auf unserem Körper und das Licht, welches uns umhüllt. Mit geöffneten Armen, aufrechter Haltung, leicht geöffnetem Mund und einem Lächeln auf dem Gesicht stellen wir uns vor, dass das Sonnenlicht mit jeder Einatmung in unser Sonnengeflecht strömt.

Wir spüren die Wärme im Oberbauchbereich und stellen uns mit der Ausatmung vor, wie das eingeatmete Licht sämtliche Organe im Bereich des Sonnengeflechts durchflutet, erhellt, stärkt und reinigt. Mit jeder Einatmung lassen wir das Licht in unsere obere Mitte strömen und leiten es mit der Ausatmung in die Leber, Gallenblase, Bauchspeicheldrüse, Magen und Milz. Gleichzeitig lächeln wir jedem Organ zu und bedanken uns für die tägliche Unterstützung, welche wir von ihm erhalten.

Fühlen wir uns gestärkt und genährt, so bedanken wir uns für die lebensspendende Kraft der Sonne. Nochmals lassen wir unseren Blick über die Wasseroberfläche gleiten. Auch hier müssen wir uns bewusst sein, dass nur durch mehrmaliges Wiederholen der Übung die schäumende Gischt zur sanften Welle wird.

Wieder gehen wir in die Atembetrachtung, konzentrieren uns auf die Atempause zwischen Aus- und Einatmung. Hat sich die Pause verlängert? Sind wir jetzt in der Lage, uns unserem größeren Lebensatem (unserem natürlichen Lebensrhythmus) anzuvertrauen? Gelingt es uns, nach unserer Meditationsübung, die Kontrolle über die Atmung abzugeben?

Ohne Wertung registrieren wir die Veränderungen in unserem Atemprozess. Im Wissen, dass der Samen des Atemprozesses durch stetes Üben, ohne Rast und Hast, sich langsam entwickelt und aufgehen wird, öffnen wir die Augen und verankern das erlebte Gefühl durch ein Klopfen auf die Brust und wenden uns mit neu gewonnener Ruhe dem Alltag zu.

Das Herz-Chakra

Das vierte Energiezentrum, das Herz-Chakra, wird aktiviert, sobald wir uns aus unserer ichbezogenen Welt verabschieden und uns in den Dienst von etwas Größerem stellen. Öffnen wir uns unvoreingenommen unseren Mitmenschen, gelingt es uns, der Tier- und Pflanzenwelt gegenüber eine achtsame Haltung einzunehmen, so fließt die Energie aus dem Sonnengeflecht nach oben in unser Herz-Zentrum. Dieses beginnt in einem sanften Grün zu strahlen und beeinflusst uns sowie unsere Umgebung durch seine harmonische Schwingung. Die Aktivierung des Herz-Zentrums sollte für jeden Menschen eine primäre Zielsetzung sein. Sie befähigt uns, allem gleichermaßen zugewendet zu sein und ohne Vorurteile unseren Klienten gegenüber aufzutreten. Die Aktivierung des Herz-Chakras kreiert eine harmonisierende und heilende Atmosphäre in unseren Behandlungen. Wir verlieren den persönlichen Anspruch auf Heilungserfolge und werden zu einem Instrument für die schöpferischen Kräfte, welche uns in unserem Tun unterstützend beistehen. Wir lassen uns nicht von Mitleid leiten, sondern unsere innere Haltung wird gelassen und mitfühlend.

Durch die Aktivierung des Herz-Zentrums gewinnt die von uns übertragene Heilenergie einen höheren Ordnungsgrad und kann den Klienten in seinem Genesungsprozess noch stärker unterstützen. Schaffen wir den Wechsel aus dem Sonnengeflecht ins Herz-Zentrum, so bleiben wir in den Behandlungen frei von emotionalen Interaktionen mit dem Klienten. Dies lässt dem Klienten seine energetische Freiheit, ohne ihn durch die Behandlungen an den Therapeuten zu binden. Zugleich schützt es den Behandler vor Energieverlust oder Energie-Übertragungen vom Klienten auf den Behandler.

Das Herz-Zentrum ist ein Quell von Harmonie und Frieden. Es ermöglicht uns nicht nur, durch das Heilen positiven Einfluss auf unsere Mitmenschen auszuüben, sondern auch unsere Person als Ganzes beginnt durch unsere Ausstrahlung, die Umgebung, sei es Mensch, Tier- oder Pflanzenwelt, harmonisch und heilend zu unterstützen.

Herzübung

In einer sitzenden Ausgangsstellung schließen wir die Augen und gehen in unsere Atembetrachtung. Wir lassen sämtlichen Stress mit unserer Ausatmung los und versenken uns in den Augenblick der entstandenen Stille am Ende der Ausatmung.

Wir geben uns einige Minuten Zeit und richten unsere Aufmerksamkeit langsam auf unser Herz-Zentrum im Bereich der Brustmitte. Wir stellen uns ein helles Licht vor, welches wir mit unserer Einatmung in unser Herz-Zentrum aufnehmen.

In der Ausatmung lassen wir das eingeatmete Licht in unsere Hände strömen und spüren, wie unsere Hände belebt werden und zu leuchten beginnen.

Wir verbinden unsere Hände über die lichtvolle eingeatmete schöpferische Energie mit der Liebe unseres Herzens und lassen diese schöpferische Kraft wieder durch unsere Hände in die Welt strömen. Wir verweilen in dieser Herzatmung und stellen uns die heilende Wirkung dieser liebevollen Kraft, welche durch unsere Hände strömt, auf Pflanzen, Tiere und Menschen und auf den gesamten Planeten vor.

Wir verweilen zehn bis fünfzehn Minuten in dieser Übung, im Bewusstsein, dass wir Heilung übertragen, aber auch selber Heilung erfahren.

Am Ende der Meditation bedanken wir uns bei allen unseren geistigen Helfern, welche uns als Träger des Lichtes in unserem Bemühen und unserem Weg unterstützen. Wieder verankern wir die erlebte Erfahrung mit einem Klopfen auf die Brust in unserem Körper.

Offenes Herz – Blume der Seele

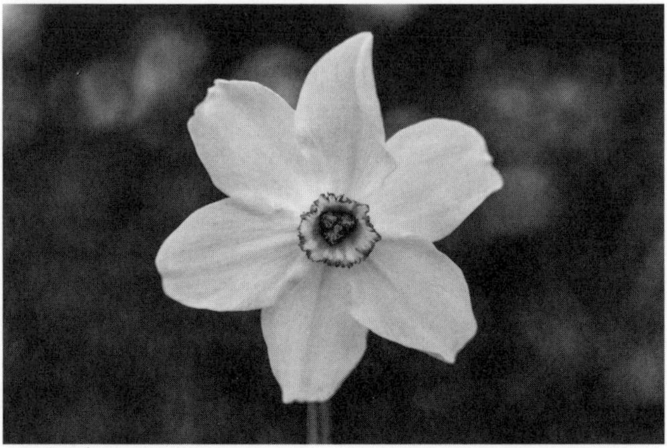

Gelingt es uns, mit unserem Denken und Fühlen, unseren Worten und unserem Handeln in Einklang mit unserem Herzen zu kommen, beginnen sich die oberen drei Energiezentren automatisch zu öffnen, ohne etwas erzwingen zu müssen. Alles kommt zu seiner Zeit.

Das Kehl-Chakra

Das fünfte Energiezentrum, das Kehl-Chakra, erscheint in einem hellen Blau. Ein gut entwickeltes Kehl-Zentrum unterstützt den Menschen in seiner Kreativität und schenkt ihm die Fähigkeit zu planen. Sind wir mit unserem Herz-Zentrum verbunden, so werden unsere Sprache und die Wahl unserer Worte aufbauend, liebevoll und wohlwollend. Es besteht eine Verbindung zwischen dem zweiten Chakra und dem Kehl-Zentrum.

Sänger wissen über diesen Zusammenhang. Ohne eine gute Stütze der Stimme durch den Unterbauch verliert die Stimme an Substanz und Volumen.

Stimme der Kreativität

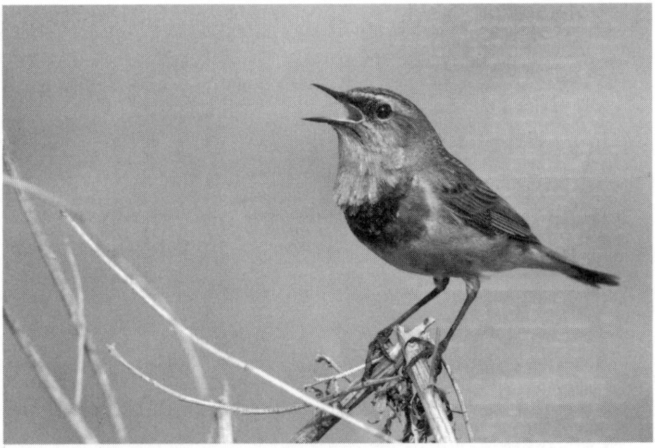

Auch bei Erkältungskrankheiten können wir diesen Zusammenhang erkennen. Oft sind wir müde und erschöpft in unserer Vitalität. Das bedeutet, der Energiepegel des zweiten Zentrums ist auf ein tiefes Niveau gesunken, und das Zentrum ist nicht mehr fähig, das fünfte Zentrum genügend mit Lebensenergie zu versorgen. Als Folge dieser Unterversorgung werden wir anfällig für Kälte oder Feuchtigkeit, und unser Immunsystem wird geschwächt.

Das Stirn-Chakra

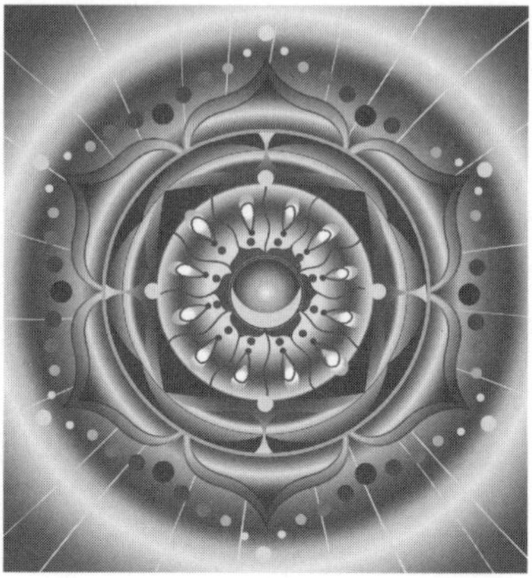

Das sechste Energiezentrum, das Stirn-Chakra, erscheint in einem tiefen Blau und befähigt uns zu klarem Denken. Neben einer klaren Denkfähigkeit schenkt es uns die Möglichkeit zu kreativen und abstrakten Denkprozessen. Das Stirn-Zentrum ist eng gekoppelt mit unserem Sonnengeflecht. Befinden wir uns in einem ausgeglichenen und ruhigen emotionalen Zustand, ist unser Sonnengeflecht nicht überaktiv und reizüberflutet, so sind wir in der Lage, klare Gedanken zu fassen.

Sind wir emotional aufgewühlt und von unseren Gefühlen überschwemmt, kann die Energie des Sonnengeflechts nicht harmonisch aufsteigen und das sechste Zentrum genügend versorgen. Unser Denken wird konfus, und wir verlieren die Konzentrationsfähigkeit. Es gelingt uns nicht mehr, klar zu denken, und als Folge haben wir Mühe, Entscheidungen zu treffen und konsequent danach zu handeln. Im Gegensatz zum zweiten Zentrum, welches dem kollektiven Unbewussten, der Instinktebene, zugeordnet wird, verbindet uns das fünfte Zentrum mit unserer Inspiration. Reifen wir in unserer Entwicklung, so beginnt sich das Stirn-Zentrum zu öffnen, und wir gelangen in einen Bewusstwerdungsprozess. Es gelingt uns, die feinstofflichen Kräfte wahrzunehmen, welche hinter der materiellen, sichtbaren Welt wirken.

Durch die Entwicklung des Stirn-Zentrums öffnet sich unser Bewusstsein in eine erweiterte Dimension. In welcher Form sich diese Öffnung darstellt, ist vermutlich abhängig von der Aufgabe, die wir uns in dieser Inkarnation gestellt haben. Hellsichtig, hellfühlig oder hellhörig zu werden, sollte nicht das Ziel unserer Bemühungen sein. Diese Fähigkeiten stellen sich automatisch ein, sofern sie im Lebensplan eines Menschen angelegt sind. In der Heilungsarbeit können diese Eigenschaften hilfreich sein. Auf keinen Fall sind sie aber für das spirituelle Heilen notwendig.

Das Scheitel-Chakra

Unser siebtes Energiezentrum, das Scheitel-Zentrum, verbindet uns mit dem höheren kosmischen Bewusstsein. Alles, was wir gewesen sind und sein werden, ist im Scheitel-Chakra gespeichert.

Durch seine Öffnung wird uns unser Anteil am Großen und Ganzen bewusst.

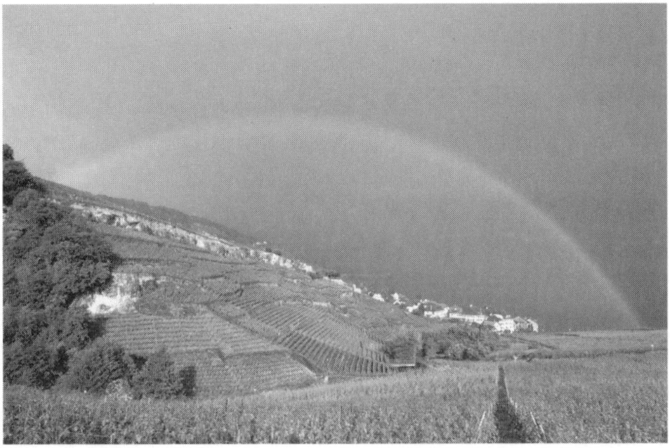

Wir kommen in Einklang mit unserem wahren Selbst, und unser Ego verliert an Aufmerksamkeit. Wir erkennen die Illusion unseres Alleinseins und lösen uns von der Schwere unserer Persönlichkeit. Die Last unserer schmerzhaften Erfahrungen fällt von uns ab und weicht einer gewissen Leichtigkeit. Durch die Erkenntnis beginnen wir unseren Lebensplan zu akzeptieren und gelangen in Einklang mit ihm.

Unser Denken geht nicht mehr ständig über das Jetzt hinaus, und dadurch verliert unser Leben an Hektik, Sorge oder Angst. Wir beginnen, uns so zu akzeptieren und anzunehmen, wie wir sind. Wir erkennen, dass wir ein Teil der Schöpfung sind.

Lehnen wir uns oder unsere Mitmenschen ab, so wenden wir uns von einer größeren Kraft ab. Jedes Lebewesen ist ein Teil des Schöpfungsplans und ein kleines Zahnrad in einem großen Ganzen. Materieller

Erfolg, gutes Aussehen oder Popularität geben diesem Schöpfungsplan keine größere Gewichtigkeit.

Jedes Lebewesen erfüllt seine Aufgabe in diesem Plan und unterstützt durch seine persönliche Reifung und Erkenntnis die Entwicklung aller.

TEIL III

DIE BEDEUTUNG DER ATMUNG

Die traditionelle chinesische Medizin beschreibt drei Möglichkeiten, um Lebensenergie (Qi) zu generieren. Als Erstes verfügen wir über das vererbte Qi, welches in seiner Stärke abhängig vom Alter und Gesundheitszustand unserer Eltern im Moment unserer Zeugung ist. Das vererbte Qi lässt sich nach seiner Erschöpfung nicht oder nur in sehr geringem Ausmaß wieder regenerieren. Aus diesem Grunde sollten wir achtsam damit umgehen und uns um eine ausgeglichene und harmonische Lebensweise bemühen, damit wir unser vererbtes Qi so lange als möglich konservieren können. Im Kapitel Krankheitsursachen werde ich die einzelnen jetzt beschriebenen Formen und ihre Funktionen noch differenzierter erläutern. Die zweite Form von Qi, aus dem wir unsere Lebenskraft beziehen, ist das Nähr-Qi. Dieses beziehen wir aus der täglichen Nahrung. Qualitativ hochwertige Nahrungsmittel versorgen unseren Körper mit einem gesunden und vitalen Nähr-Qi. Denaturierte Nahrungsmittel und Junkfood schwächen unser Näh-Qi und dadurch auch unsere gesamte Vitalität und Lebenskraft.

Die dritte Form von Qi, das wir generieren, absorbieren wir über die Lunge aus der Luft, welche wir einatmen. Eine freie Atmung ermöglicht eine optimale Qi-Aufnahme und bildet ein starkes Lungen-Qi, welches unsere gesamte Lebenskraft unterstützt. Dies ist einer der Gründe, weshalb wir unserem Atemprozess genügend Beachtung schenken sollten. Alle drei Qi-Formen sind als Einheit verantwortlich für eine gute Gesundheit.

Am Anfang meines Weges in die therapeutische Arbeit, zu Beginn der Achtzigerjahre, machte ich die Bekanntschaft mit einer für mich immer noch wegweisenden Atemlehrerin aus Deutschland. Leonore

Stapenhorst lebte in Salzburg und im Allgäu, und ich besuchte über fast ein Jahrzehnt ihre Atem- sowie ihre I Ging-Seminare.

Neben der von ihr entwickelten Behandlungsmethode, der Atemarbeit sowie Atemzentrierung im Hara, verfügte sie über ein außergewöhnliches und fundiertes Wissen über das chinesische Buch der Weisheit, das I Ging. Das I Ging ist nicht nur das älteste der klassischen chinesischen Texte, es enthält das Wissen über die kosmische Ordnung sowie die Erscheinungsmöglichkeiten dieser Ordnung in der sichtbaren, materiellen Welt. Im I Ging werden sämtliche Möglichkeiten oder Lebenssituationen in Form von Hexagrammen und Bildern dargestellt. Diese Bilder können als Gleichnisse betrachtet und somit auf verschiedene Ebenen des Lebens angewendet werden; sei es eine Beziehungs- oder familiäre Ebene, eine Geschäftsentscheidung, eine Frage zur persönlichen Lebenssituation, eine Entscheidung zu einem Berufswechsel und noch vieles mehr. Durch das I Ging können wir das Ordnungsgefüge und den Plan hinter jeder Lebensfrage oder Lebenssituation erkennen und uns bewusst machen. Leonore setzte sich mehr als vierzig Jahre mit dem I Ging auseinander, aber erst durch die Atemarbeit erlangte sie ein tiefes Verständnis für die im I Ging dargestellte kosmische Ordnung und ihre Auswirkung auf die sichtbare Welt. Die Auseinandersetzung mit dem eigenen Atem brachte sie in ein größeres Bewusstsein und eine umfassendere Erkenntnis unseres Daseins. Nicht immer nur die Suche im Äußeren zeigt uns den Weg in ein erweitertes Bewusstsein, sondern auch die Innenreise über den Atem kann uns in neue Dimensionen führen. Ganz im Sinne der Idee *Mikrokosmos gleich Makrokosmos*, ist sämtliches Wissen und jede Erkenntnis in jedem Menschen vorhanden. Die Atemerfahrung und Auseinandersetzung mit unserem Atem ist eine der besten Brücken in ein erweitertes Bewusstsein.

Im Gegensatz zu vielen Atemübungen aus dem Yoga geht es in der von Leonore Stapenhorst unterrichteten Atemarbeit nicht um kontrollierte Atemabläufe oder gesteuerte Atemübungen. Aus der Sicht von Leonore – und diese Sichtweise kann ich durch die Erfahrung in den letzten dreißig Jahren bestätigen – benötigen die Menschen in der westlichen Welt nicht unbedingt noch zusätzliche Kontrolle und Steuerung eines so fundamentalen Bereichs unseres Daseins wie unsere Atmung.

Durch den Leistungsstress und die Anforderungen des Alltags befinden wir uns ständig unter Druck, und oft gelingt es, mit enormem Willensaufwand, zu funktionieren und unseren Alltag zu bewältigen. Dass dieses Rezept oder Vorgehen früher oder später scheitert, sehen wir am extremen Zuwachs von Burnout-Patienten. Unsere Willenskraft ist beschränkt, und irgendwann ist unser Durchhaltevermögen erschöpft. Durch unseren Willen beschränken wir auch unseren Atemprozess und unseren Lebensatem. Unsere Atmung kann uns mit einer unerschöpflichen Quelle an Vitalität und Lebenskraft verbinden. Es ist die Quelle eines kosmischen Atems, welcher alles Dasein nährt und belebt. Willentlich können wir aber nur sehr begrenzt auf diese Quelle zugreifen. Diese Begrenztheit liegt in der Begrenztheit unseres Willens, welcher durch unser Ego gesteuert wird. Unser Ego ist aber nur ein begrenzter und eingeschränkter Bestandteil unseres wahren Selbst.

Wie gelangen wir nur über unser Ego hinaus? Indem wir loslassen und uns sammeln. Diese Sammlung erfolgt über die Atembetrachtung und über das Zulassen unseres Atems. Durch Konzentration und Übungen zur Sammlung unserer Aufmerksamkeit mit gleichzeitigem Annehmen der Atmung im Hara binden wir unser Ego. Je zentrierter wir werden, desto mehr erlischt die Stimme unseres Egos, und sie weicht einem Zustand des Seins im Hier und Jetzt. In dieser Erfahrung erlischt unser Ego, und an dessen Stelle tritt eine umfassendere Wahrnehmung unseres Selbst, eingebettet in eine größere Ordnung.

Neben dem geistigen Prozess der Atemarbeit gibt uns die Zentrierung im Hara eine psychische und physische Widerstandsfähigkeit. Wir werden verwurzelt und vermindern durch den freien Atemprozess Stress und die Ansammlung energetischer Stagnationen im Körper. Wir stärken unser Lungen-Qi und beleben unser Hara, einer der wichtigsten Bereiche für die physische Vitalität des Menschen.

Die Haltung des Zentriert- und Gesammelt-Seins mit gleichzeitigem Loslassen vereint die Kräfte von Yin und Yang in uns. Konzentration und Sammlung verkörpern die Eigenschaft des Yang-Prinzips. Gelassenheit zulassen und Loslassen entsprechen dem weiblichen Prinzip, dem Yin. Das Zusammenspiel dieser für sämtliches Leben verantwortlichen Grundkräfte erleben wir in jedem Atemzug, und durch diese erlebte Erfahrung werden wir zu einem Ganzen. Wie im chinesischen

Zeichen des Tai Qi dargestellt, ist diese Einheit aber nicht starr, sondern die Bewegungen von Yin und Yang sind, wie im Atemprozess, fließend und ständig im Wandel begriffen. Auf jede Einatmung folgt eine Ausatmung. Durch den ständig sich erneuernden fließenden, freien und gesammelten Atemprozess bleiben wir ein Ganzes. Verhindern wir aber diesen Prozess durch unser Ego, so schneiden wir uns von diesen harmonischen Kräften ab und geraten aus dem physischen und seelischen Gleichgewicht. In der Auseinandersetzung mit unserer Atmung üben wir eine Lebensgrundhaltung, welche auch die Basis zum spirituellen Heilen ist.

Während einer Heilbehandlung sind wir in einer gesammelten Haltung und öffnen uns dem heilenden Feld, welches durch uns wirkt. In diesem Zustand nehmen wir uns vollständig zurück und überlassen uns einer größeren Kraft. Wir lassen diese Kraft durch uns strömen und übertragen sie über unsere Hände auf den Klienten. Das Einüben dieser Lebensgrundhaltung erfordert kein Praktizieren stundenlanger Atemübungen. Durch fünf bis zehn Minuten täglich, erneuern wir immer wieder unseren Samen der Erfahrung dieser Haltung. Ebenso wie ein Samen durch die geistigen Kräfte zur Pflanze ausreift, ohne Hast und Rast, reift auch durch die regelmäßige Zuwendung auf unsere Atmung diese Haltung in uns.

DIE KRAFT DER GEDANKEN

Durch das regelmäßige Praktizieren von gezielten Atemübungen erleben wir täglich die Wirkung innerer Sammlung auf unsere Atmung. Durch die Fokussierung unserer Gedanken auf den Atemprozess und die Ausrichtung unseres Bewusstseins auf unsere Mitte (Hara), erfahren wir in unserem Körper die feinstoffliche Auswirkung von konzentrierten Gedanken auf ein Ziel. In unserem Fall auf die Atmung. Wir erleben, wie sich infolge unserer Sammlung unser Atem verdichtet und die Kraft unseres Atems an Inhalt und Substanz gewinnt. Wir fühlen uns zentriert und mit der Erde verbunden. Unsere Gefühlswelt wird ausgeglichen und ruhig, und unsere Gedanken werden klar.

Die Veränderungen, welche wir bei unseren Atemübungen an der Qualitätsänderung unserer Atemkraft erfahren, finden aber nicht nur in uns selbst statt. Wir beeinflussen durch unsere Gedanken und unsere Gefühle ständig die feinstofflichen Felder um uns sowie die Energiesysteme in uns. Die Schöpferische Kraft, welche die Grundlage allen Lebens ist, ist geprägt durch ihre ordnenden und harmonisierenden Eigenschaften. Diese Lebenskraft ist absichtslos und wertfrei. Sie bekommt erst durch unser Denken und unser Fühlen einen richtungsweisenden Inhalt. Im Sprichwort „Jeder ist seines Glückes Schmied“ finden wir eine Aussage über eine der grundlegendsten Fähigkeiten des Menschen. Schöpferisch und kreativ zu denken und aus der ungeformten Lebenskraft heraus zu gestalten, ist ein Fundament der menschlichen Daseinsform. Wir besitzen die Fähigkeit, über unser Denken, Fühlen und Handeln mit unserem freien Willen und nach eigenem Gutdünken das schöpferische Feld zu beeinflussen und zu gestalten. Durch die Art des Denkens, Fühlens und Handelns bildet die Menschheit verschiedene feinstoffliche Felder mit verschiedenen emotionalen und mentalen

Inhalten. Diese Felder beeinflussen nicht nur den einzelnen Menschen, sondern binden alle Menschen mit gleicher emotionaler und mentaler Ausrichtung an das Feld an.

Jede Weltreligion gestaltet so ihr spezifisches Feld, welches auf den Gläubigen einwirkt. Durch unsere Erziehung, durch unsere Familienstruktur über viele Generationen, sind wir auf verschiedene Felder ausgerichtet und im Falle der Religionen auf ein Feld des Glaubens. Um sich stärker an die einzelnen Felder anzubinden, verwenden die verschiedenen Religionen ähnliche Rituale. Wiederholtes Rezitieren von Gebeten oder Mantras bindet uns an das jeweilige Feld oder an die Religion, auf die wir uns ausrichten. Durch die innere Anbindung an ein Feld werden die jeweiligen Inhalte in unserem Leben wirksam. Diese geistige Anbindung erfolgt zum Teil unbewusst, und die Kräfte des Feldes wirken auch im Unterbewusstsein auf unser Leben. Wollen wir uns aus einem Feld lösen, so wirken die Kräfte des Feldes oft durch unser Gewissen auf uns, indem wir uns schlecht fühlen und ein schlechtes Gewissen bekommen.

So gibt es neben unserer Religion Felder, die einen prägenden Einfluss auf unser Leben haben, oder solche, die uns weniger beeinflussen. Unsere Herkunftsfamilie sowie unsere jetzige Familie gehören zu den Feldern, welche uns wahrscheinlich stärker prägt, als uns im Allgemeinen bewusst ist. Im Kapitel Krankheitsursachen werde ich dieses Thema noch vertiefter aufgreifen und erläutern.

Wie schon am Anfang des Kapitels erwähnt, nehmen wir durch unser Denken und unser Fühlen Einfluss auf die formbare schöpferische Lebenskraft. Sind wir fixiert auf einen ständig sich wiederholenden Gedanken und verbinden wir diesen Gedanken noch mit einer Emotion, so schaffen wir starke Energieformen, die sich an unsere Aura binden und uns im täglichen Leben beeinflussen.

Die durch uns geschaffenen Energieformen werden als Elementale bezeichnet. Es liegt in der Verantwortung jedes einzelnen Menschen, ob er Elementale erschafft, die ihn in seinem Leben unterstützen oder einschränken.

In der Heilungsarbeit können wir die Erschaffung von Elementalen nutzen, um unsere Behandlung zu vertiefen. Bekommen wir während einer Heilungssitzung den Impuls, dass unser Klient noch weitere

Unterstützung in Form einer bestimmten Heilfarbe benötigt, um sein feinstoffliches Energiesystem zu nähren, so können wir uns am Ende einer Sitzung für einige Minuten sammeln und in unserer Vorstellung einen Energieball mit der spezifischen Farbe erzeugen. Diesem erteilen wir einen mentalen Auftrag über die Zeitdauer, wie lange er unseren Klienten noch über die Behandlungsdauer hinaus positiv in seinem Heilungsprozess unterstützen soll.

Alles, was wir je gedacht oder gefühlt haben, alles, was wir aktuell denken oder fühlen, und alles, was wir noch denken oder fühlen werden, prägt unser Dasein in der Vergangenheit, Gegenwart und Zukunft – nicht nur in der aktuellen Inkarnation, sondern in unserer gesamten universellen Existenz. Wir bestärken durch unsere geistige Haltung nicht nur unsere eigene Daseinsform, sondern nehmen durch die Anbindung an die jeweiligen lebensbejahenden oder lebensfeindlichen geistigen Felder Einfluss auf die gesamte Menschheit. Wahrscheinlich geht diese Beeinflussung noch viel weiter, als wir uns bewusst sind. Jede feinstoffliche Lebensform ist ein Bestandteil des universellen Daseins und wird durch das Denken, Fühlen und Handeln beeinflusst.

Vertiefen wir uns in diese Gedanken, so wird uns sicherlich bewusst, welche Verantwortung jeder einzelne Mensch trägt, aber auch über welche Möglichkeiten er verfügt, um einen Beitrag zur Weiterentwicklung der gesamten Menschheit zu leisten.

Leider scheint es eine Art Gesetz der mentalen und emotionalen Schwerkraft zu geben. Es zieht uns viel leichter in eine destruktive Form des Denkens und Handelns als in eine entgegengesetzte Richtung. Die geistige Ausrichtung auf das Leichte und Schöpferische erfordert tägliche Arbeit und ein gewisses Maß an Disziplin und Achtsamkeit. Wir müssen täglich Verantwortung für unser Denken, Fühlen und Handeln übernehmen, damit wir uns nicht im Erschaffen neuer und destruktiver Elementale verlieren. Verharren wir in unserem Leben über lange Zeit in Gefühlen wie Wut, Neid, Selbstmitleid oder Missgunst, kreieren wir Elementale mit einem enorm zerstörerischen Inhalt. Diese Eigenkreationen haften sich in unserem Energiesystem und unserer Aura an und schwächen unsere Lebenskraft.

In den letzten Jahren wurde es zur Mode, Bücher über das Kreieren und Realisieren von Wünschen zu veröffentlichen. Alle diese Bücher beruhen auf dem Prinzip des freien Willens und der kreativen und schöpferischen Fähigkeit des Menschen, die Lebenskraft zu beeinflussen und zu gestalten. Beginnen wir mit diesen Wunschanleitungen zu arbeiten, sollten wir uns aber auch bewusst machen, dass alles, was wir mental erschaffen, Bestand hat. Die Bildung von Wunschelementalen ist kein Spiel, sondern ein ernsthafter schöpferischer Akt.

Kein Elemental geht verloren. Alles was wir kreieren, sucht sich früher oder später einen Weg zur Verwirklichung. Darum sollten wir behutsam mit unseren Gedanken und Gefühlen umgehen. Es kann sein, dass ein Wunsch nicht zum entsprechenden Lebensplan eines Menschen gehört und wir durch unseren freien Willen Situationen in unser Leben ziehen, welche unseren Weg erschweren. Ein erfüllter Wunsch ist kein Garant für Glück!

Darum prüfe, wer sich bindet! Bevor wir uns mit der Bildung von Wunschelementalen befassen, sollten wir zuerst prüfen, ob diese unserem Leben auch wirklich dienen, bevor wir sie an uns binden.

Eine Übung zur Umwandlung von Elementalen

Wunsch-Elementale streben danach, sich zu verwirklichen. Wir alle erzeugen in unserem Leben verschiedene Formen von ihnen. Darunter hat es, neben aufbauenden und schöpferischen, auch zerstörerische und lebensfeindliche Elementale. Diese lassen sich oft nicht vollständig auflösen. Mithilfe unserer geistigen Helfer und der Bildung von schöpferischen Elementalen können wir ihnen aber die für die Verwirklichung notwendige Energie entziehen.

Der griechische Heiler und spirituelle Lehrer Stylianos Atthesis (bekannt als Daskalos) beschreibt in seinen Büchern die Wesenskraft von Wunschelementalen und die Wichtigkeit der Auseinandersetzung mit ihnen. Als größte geistige Unterstützung im Bemühen, seine destruktiven Elementale zu schwächen und zu transformieren, bat er um die Hilfe des Erzengels Michael. Dieser Engel verkörpert die reinigende Energie und Kraft und hilft, uns von lebensfeindlichen Kräften abzugrenzen. Diese Hilfe dürfen wir auch bei der Umwandlung von selbst erzeugten negativen Elementalen hinzuziehen.

In der folgenden Übung habe ich des Öfteren die positive Auswirkung dieser geistigen Unterstützung erfahren.

Wir beginnen die Übung mit einigen Minuten der Atem-Betrachtung. Sobald wir in uns einen ruhigen Zustand erfahren, lenken wir unsere Aufmerksamkeit auf eine Lebensangst oder ein mentales und emotionales Muster, welches uns immer wieder beschäftigt und daran hindert, unser schöpferisches Potenzial zu leben.

Vielleicht haben Sie Mühe, mit Kritik umzugehen und sachlich darauf zu reagieren, und sind danach emotional und mental über Stunden oder Tage in dieser Kritik gefangen.

Versuchen Sie sich eine Situation vorzustellen, welche diese Gefühle ausgelöst haben, und verbinden Sie sich nochmals mit dieser Erfahrung. Fragen Sie sich innerlich, wo sich dieses Gefühl als ein von Ihnen kreiertes Elemental in Ihrer Aura befindet. Ich erlebe meine Elementale als wolkenähnliche Gebilde, die sich in meiner Aura aufhalten und oft eine physische Region oder ein Organ stören.

Bitten Sie um die Hilfe des Erzengel Michael und Ihrer geistigen Helfer, diesem Elemental die Fähigkeit zu entziehen, störend auf Sie einzuwirken, und ersetzen Sie dieses durch eine schöpferische Imagination. Umarmen Sie sich innerlich und stellen Sie sich vor, wie Sie von Ihrer Mutter als Baby geliebt wurden. Fühlen Sie diesen Moment der Geborgenheit und visualisieren Sie sich umhüllt von Mutterliebe, die ein Ausdruck für die allumfassende Liebe der Schöpfung darstellt.

So, wie Sie sind, ist es gut. Akzeptieren Sie Ihre Schwächen, aber sehen Sie auch Ihre Stärken und geben Sie sich den Wert, den Sie verdienen. Spüren Sie, dass Sie durch die Eigenliebe und eigene Selbst-Wertschätzung ruhig und sachlich auf Kritik reagieren können, ohne an Ihrem eigenen Wert zu zweifeln. Nähren Sie dieses neue Elemental mit Ihrer Dankbarkeit und versuchen Sie, die Änderung in Ihrer Aura sowie in Ihrer physischen Struktur wahrzunehmen, und verweilen Sie einige Minuten in dieser neuen Körperwahrnehmung.

Beenden Sie die Übung mit der Atembetrachtung, und verankern Sie die neue Erfahrung, durch ein leichtes Klopfen auf die Brust, in Ihrem Körper.

Durch die regelmäßige Wiederholung dieser Übung entziehen Sie Ihren schwächenden Elementalen die Wirkung und formen neue, lebensunterstützende Elementale. Durch die Schwächung der destruktiven Elementale verlieren diese ihre Anziehungskraft auf Elementale gleichen Inhalts aus der feinstofflichen Ebene. Sie können so nicht mehr wachsen. Durch die Bildung positiver Elementale werden diese durch ihre Anziehungskraft verstärkt. Dies wird sich in Ihrem Alltag in Form von harmonischeren Lebenserfahrungen äußern.

Partnerübung zur Kraft der Gedanken

Die Bewusstwerdung unserer schöpferischen oder auch unserer zerstörerischen Kraft der Gedanken auf unsere Umwelt ist ein wichtiger Prozess in unserer Entwicklung. Die Auswirkungen unseres Denkens sowie unseren Gefühlen auf unser Umfeld sollte keine Frage des Glaubens sein.

Durch die folgende Übung erlangen wir die Erkenntnis der Auswirkungen unserer mentalen und emotionalen Abläufe auf unsere Mitmenschen. Diese Übung praktizieren wir zu zweit.

Wir setzen uns im Abstand von zwei Metern unserem Übungspartner (ich erlaube mir der Einfachheit halber bei der männlichen Form zu bleiben) gegenüber und schauen uns gegenseitig an. Vor Übungsbeginn sprechen wir uns mit unserem Gegenüber ab, wer zuerst die Rolle des Senders und wer die des Empfängers übernimmt.

Unsere Gedanken und unsere Gefühle sind Schwingungen, die unsere Umwelt prägen und imprägnieren. In dieser Übung stellen wir uns Farben als deren Stellvertreter vor. Der Sender visualisiert eine Farbe und überträgt sie mit Hilfe seiner Vorstellungskraft auf den Empfänger.

Falls diese Form der Übung für die Praktizierenden völliges Neuland ist, kann die Reihenfolge der Farbübertragung zuerst gegenseitig abgesprochen werden. Fortgeschrittene Praktizierende wählen willkürlich und ohne gegenseitige Absprache die Senderfarben, wobei der Empfänger die Aufgabe hat, die Farben durch ihre Schwingungsqualität zu erkennen.

Wir betrachten zuerst unsere Atmung. Haben wir einen Zustand der Stille erreicht, stellen wir uns ein warmes Gelb vor, welches wir unserem Gegenüber mittels unserer Vorstellungskraft senden. Als Empfänger stimmen wir uns auf die gesendete Farbe ein. Wir erforschen den Effekt, welchen die Farbe auf unseren Körper, unsere Gefühle und unsere Gedanken hat. Vielleicht erhalten wir vor unserem inneren Auge ein Bild, welches der Farbe Gelb entspricht. Dieses Bild kann auch ein Symbol für die Farbe sein.

Benötigt unser Energiefeld die Schwingungen der gelben Farbe, so fühlen wir uns dadurch gestärkt. Ein Unwohlsein kann ein Zeichen dafür sein, dass unser Energiefeld schon über genügend aktivierte Energie verfügt und wir eher eine kühlende, beruhigende Farbe benötigen.

Wir registrieren, welche Körperregion durch die gesendete Farbe am stärksten beeinflusst wird, und erspüren, welche Organe die Farbschwingungen absorbieren und aufnehmen.

Der Sender wechselt in seiner Farbvisualisation in ein sanftes Blau, und der Empfänger lässt die Schwingung der gesendeten Farbe in gleicher Art und Weise wie beim Gelb auf sich einwirken.

Gelingt es beiden Übungsteilnehmern, sich weiterhin zu fokussieren, so wandern sie als Sender langsam in die Farben Orange, dann in ein dunkles Blau, ein kräftiges Rot, ein mildes Grün und zum Abschluss in ein reinigendes helles weißes Licht. Als Sender lassen sie dem Empfänger genügend Zeit, um die Auswirkung der einzelnen Farbe auf die Gedanken, Gefühle und das feinstoffliche System sowie auf die Organe zu erleben.

Mit der Atembetrachtung schließen wir die Übung ab und tauschen die erlebten Erfahrungen gegenseitig aus.

Im Kapitel über die feinstoffliche Wahrnehmung habe ich die Formen der medialen Wahrnehmung beschrieben. Regelmäßiges Praktizieren dieser Übungen kristallisiert die Stärken sowie die Schwächen der eigenen Wahrnehmungsmöglichkeiten heraus. Es ist wichtig, sich dabei keinem Leistungsdruck auszusetzen. Die tägliche Arbeit an der eigenen Persönlichkeit lässt uns in unserer Heilungsarbeit reifen und unsere Möglichkeiten erweitern.

Feinstoffliche Wahrnehmung ist ein Talent, das wir dankbar annehmen, aber nicht überschätzen dürfen.

ABGRENZUNG UND SCHUTZ

Eines der grundlegenden Themen in der feinstofflichen Heilungsarbeit ist die Abgrenzung und der Schutz des Energiesystems des Behandlers. In den Achtzigerjahren hatte ich viele Kontakte zu Heilern und Medien aus England. Auffallend war, dass ich bei all diesen Begegnungen selten jemand traf, der wirklich physisch gesund war.

Ich denke, ein wichtiger Grund für ihre schlechte Gesundheit war die ungenügende Auseinandersetzung mit der eigenen physischen und feinstofflichen Körperwahrnehmung. Die Menschen, denen ich begegnete, wollten in erster Linie helfen und beraten und vergaßen sich dabei selber.

Wie können wir aber helfend zur Seite stehen, wenn wir uns selber nicht spüren und uns nicht abgrenzen können? Wie gelingt es uns, gesund zu bleiben, unsere Vitalität zu erhalten und durch die Behandlungen nicht auszubrennen?

Zu diesem Thema gibt es unzählige Ansichten und Meinungen. Die Verwendung von Schutzmantras, die Visualisierung von Schutzmaßnahmen, die Benützung von einem Talisman oder Schutzamulett sind einige Beispiele aus der Palette von Schutzmaßnahmen.

Ich persönlich verwende vor allem die Übungen, welche ich zum Thema Basis-Zentrum und Hara beschrieben habe. Besonders die in der Arbeit von Bert Hellinger geschilderte Zuwendung zu unseren Eltern, die Verbindung zu unseren Ahnen sowie zu unseren geistigen Helfern ist für mich eine wichtige Grundvoraussetzung, um meine Energie im Gleichgewicht zu halten.

Die Mutter steht stellvertretend für die Lebenskraft, und unsere Ahnen verbinden uns mit unserem genetischen Ursprung. Unsere geistigen Helfer stehen uns unterstützend in unserer Heilungsarbeit zur Seite.

Wenn wir uns von unserer Mutter abschneiden, trennen wir uns von unserer Quelle.

Dasselbe gilt in Bezug auf unsere Ahnen. Binden wir sie nicht in unser Leben ein, so mangelt es uns am Fundament und an den Wurzeln. Wenn wir uns nur auf unsere eigenen Fähigkeiten verlassen, ohne unsere geistigen Helfer in unser Leben einzubeziehen, so limitieren wir uns selbst in unseren Möglichkeiten.

Eine wichtige Voraussetzung zur Erhaltung der Lebenskraft ist eine gute Körperwahrnehmung und ein Verständnis für die feinstofflichen Abläufe im eigenen Körper. Es ist nicht notwendig, unseren Mangel an Vitalität nur über Schmerz und Krankheit zu erfahren.

Unser Körper mit all seinen feinstofflichen Zentren ist ein hochsensibles Wahrnehmungsorgan. Er registriert feinste Signale aus der Umgebung. Wenn wir diese ausbilden, wird die Wahrnehmung über die normalen Sinnesempfindungen hinausgehen. Wir beginnen, neben unseren eigenen Körpersignalen, auch Gedanken und Gefühle anderer Menschen wahrzunehmen. Was nützt uns aber diese gesteigerte Empfindung im Umgang mit unseren Klienten, und wie hilft sie uns dabei, uns abzugrenzen?

Der Energieaustausch zwischen zwei Menschen erfolgt dann einseitig, wenn zwischen ihnen ein starkes energetisches Ungleichgewicht herrscht. Dies ist in der Regel bei Heilbehandlungen der Fall. Menschen, die unsere Hilfe suchen, sind in den meisten Fällen krank und durch ihre physische Not oft in einem schlechten psychischen Zustand. Ihre Grundvitalität ist infolge der Krankheit stark geschwächt und die energetische Ausstrahlung durch das Leiden meist schwer und träge. Jeder von uns hat diese Zustände sicher schon erlebt. In der Krankheit reduziert sich alles auf das Nötigste, und es fällt uns schwer, gedanklich und emotional leicht und frei zu sein.

Eine Energieübertragung, sei es bewusst oder unbewusst, geht immer vom Menschen mit dem höheren Grad an Vitalität aus und nährt oder beeinflusst den Menschen mit einem tieferen energetischen Anteil.

Wie können wir als Behandler verhindern, unsere eigene Lebenskraft weiterzugeben und uns in der Behandlung zu stark zu verausgaben? Wie gelingt es uns, uns zurückzunehmen und das heilende schöpferische Feld durch uns wirken zu lassen, ohne unsere eigene Kraft zu verlieren?

Es gelingt uns aus einer gesammelten inneren Haltung, indem wir uns zurücknehmen und uns der Führung unserer geistigen Helfer überlassen. Aus dieser gesammelten Haltung heraus registrieren wir in Form von Körpersignalen, wenn wir aus diesem Zustand fallen, und können uns während der Behandlung wieder neu einstimmen.

Fehlt uns diese Körperwahrnehmung, so registrieren wir nicht, dass wir Energie verlieren, und können nicht gegensteuern.

Es ist illusorisch zu glauben, dass ein Behandler während der Heilungssitzungen ständig gesammelt und fokussiert bleiben kann. Ein minimaler Energieverlust vom Heiler auf den Klienten findet fast immer statt.

Durch gezieltes Üben und Training sollte ein Heiler aber in der Lage sein, diesen Verlust auf das Minimum zu begrenzen. Höre ich von jemandem, dass er nach drei oder vier Heilungssitzungen pro Tag ausgebrannt und erschöpft ist, dann ist dies für mich immer ein Indiz dafür, dass dieser Heiler der Erhaltung seiner Lebenskraft zu wenig Aufmerksamkeit schenkt und den Bereich der Abgrenzung und Sammlung ungenügend ausgebildet hat.

Ein Heiler kann über eine noch so wundervolle Begabung verfügen, gelingt es ihm nicht, seine Lebenskraft zu schützen, wird er krank, und seine Begabung ist für niemanden mehr von Nutzen.

Schutzübung

In der beschriebenen Partnerübung haben wir, durch Farbübertragung, den Einfluss auf das Energiefeld des Empfängers gesehen. Die folgende Partnerübung hilft den Praktizierenden, ihre eigenen Methoden zur feinstofflichen Abgrenzung zu überprüfen und die für sie geeignetste Schutzmaßnahme zu finden.

Verwenden Sie in der Übung die von Ihnen im Alltag benötigten Schutzrituale und überprüfen Sie deren Wirksamkeit. Sprechen Sie vor Übungsbeginn die Reihenfolge der angewendeten Schutzrituale ab.

Schließen Sie im Alltag als Schutz Ihre Energiezentren? Visualisieren Sie sich eine Farbe als Mantel um Ihren Körper? Stellen Sie sich einen Spiegel vor, der die störenden Energiefelder reflektieren soll? Sprechen Sie ein Schutzmantra, um sich abzugrenzen?

Verwenden Sie in der Übung diese Schutzmaßnahmen langsam hintereinander, und bitten Sie als letzte Schutzübung Ihre geistigen Helfer um Schutz und Abgrenzung.

Übungsablauf

Wie in der vorherigen Übung ist ein Partner der Sender von Energie und der Empfänger visualisiert seine Schutzrituale, um sich vor der gesendeten Energie abzugrenzen und zu schützen. Als letzte Schutzmaßnahme erfolgt die Bitte an seine geistigen Helfer, ihn zu schützen.

Im Gegensatz zur Übung davor stellt sich der Sender keine Farben vor, sondern überträgt eine Emotion. Zu diesem Zweck stimmt er sich auf den Empfänger ein, versucht herauszufinden, welche Emotion in ihm ein Unbehagen auslöst, und visualisiert diese auf sein Gegenüber.

Der Empfänger spürt der übertragenen Emotion für einen Augenblick nach und versucht, ihre Auswirkung auf die Organe sowie auf die verschiedenen Körperregionen zu erfahren. In der Regel werden ein oder mehrere Organe oder eine Körperregion durch die übertragene Energiequalität geschwächt.

Nach einer kurzen Einwirkungsphase beginnt der Empfänger, sich mithilfe seiner Schutzrituale von der feinstofflichen Beeinflussung abzugrenzen. Er versucht herauszufinden, welches Schutzritual wirksam ist.

Der Sender hält die Beeinflussung während der gesamten Übung aufrecht und konzentriert sich darauf, die Schutzmaßnahmen zu neutralisieren und wirkungslos zu machen. Sobald die Abgrenzung gelingt, fällt die übertragene Emotion auf den Sender zurück, und er vermag es nicht mehr, sich richtig auf das Gegenüber einzustimmen. Das Bild des Empfängers beginnt sich aufzulösen und kann nur noch verschwommen wahrgenommen werden.

Der Empfänger versucht zu erfahren, bei welcher Schutzübung er sich geborgen und abgegrenzt fühlt; welcher Schutz am wirksamsten ist und am wenigsten Konzentrationskraft benötigt, um ihn aufrechtzuerhalten.

Die letztere Erfahrung ist besonders wichtig. Im Alltag ist es nicht möglich, konstant einen Fokus auf eine Schutzübung aufrechtzuerhalten. Trotzdem benötigen wir eine Möglichkeit, welche uns in unserem Alltagsbewusstsein gegen störende feinstoffliche Beeinflussungen abgrenzt.

Als Abschluss der Übung zentrieren sich beide Teilnehmer mithilfe der Atembetrachtung und tauschen die erlebten Erfahrungen gegenseitig aus.

MEDIALE FÄHIGKEITEN ALS VORAUSSETZUNG ZUM GEISTIGEN HEILEN?

Ein Mensch, der sich der Heilungsarbeit zuwendet, kann eine wundervolle Heilenergie besitzen, ohne zwingend über ein mediales Talent zu verfügen. Ein Heiler ist Übermittler für die heilende universelle Kraft und stellt sich, in diesem Sinne, in ihren Dienst.

Es kann sein, dass ein Heiler eine wundervolle Arbeit vollbringt, ohne die geringste feinstoffliche Wahrnehmung. Er ist in diesem Fall absolut von der göttlichen Energie in den Dienst genommen und wirkt nur als Toröffner für die heilende Kraft. Er besitzt dann die Fähigkeit, sich vollumfänglich und mit seinem ganzen Wesen auf die Ebenen der ordnenden Kraft einzulassen.

Verfügt ein Heiler noch über mediale Fähigkeiten, können diese seine Arbeit bereichern. Es bedeutet aber keineswegs, dass er sich tiefer in die feinstofflichen Felder der Heilenergien begeben kann, als ein Heiler ohne mediale Fähigkeiten.

Mediale Fähigkeiten und Heilungsarbeit können einander, zum Beispiel in der Diagnostik, gegenseitig unterstützen.

Medialität und Heilungsarbeit sind aber verschiedene Ebenen der Arbeit im feinstofflichen Bereich und sollten im Ablauf einer Heilbehandlung nicht vermischt werden.

FEINSTOFFLICHE HEILUNGSFORMEN UND HEILUNGSEBENEN

In diesem Kapitel möchte ich verschiedene Möglichkeiten und Methoden der feinstofflichen Arbeit darstellen. Die Differenzierung der Ebenen der feinstofflichen Arbeit in die einzelnen Bereiche ermöglicht den Praktizierenden eine bewusstere Orientierung sowie eine bessere Einordnung ihrer eigenen Arbeit in die beschriebenen energetischen Heilmethoden. In der physischen, strukturellen therapeutischen Arbeit am Menschen werden verschiedene Methoden voneinander differenziert.

Eine Sportmassage unterscheidet sich von einer Entspannungsmassage. Fußreflexzonenmassage aktiviert und reguliert den Körper über ein Mikrosystem an den Füßen.

Die Triggerpunkt-Behandlung löst lokale Schmerzpunkte in den Muskeln. Die Chinesische Medizin bezeichnet die Gesamtheit der manuellen Techniken als Tuina-Massage, und in Thailand kommen sie in den Genuss einer Thai-Massage.

Es gibt unzählige Behandlungsmethoden und Techniken, und ihre Darstellung würde den Rahmen dieses Buches sprengen. Jede dieser Methoden befolgt aber ihre eigenen Regeln und benötigt unterschiedliche Grundkenntnisse zur Ausübung. Sie können vermischt werden, aber trotzdem werden die einzelnen Methoden in der Regel eigenständig praktiziert, und ein Ausübender kann die einzelnen Anwendungen voneinander differenzieren.

Diese Differenzierung beschränkt sich in der Regel auf die strukturelle Ebene. In der feinstofflichen Arbeit fehlt es oft am Bewusstsein, die verschiedenen Behandlungsebenen klar voneinander abzugrenzen.

Ein erfahrener Heiler sollte sich aber immer im Klaren sein, auf welcher Behandlungsebene er sich während einer Behandlung befindet. Zum Beispiel muss er die Unterscheidung treffen können zwischen Heilmagnetismus und Heilen mit seinem Geistführer.

Mangelt es an diesem Bewusstsein und vermischt er die Behandlungsebenen, so birgt dies für den Behandler sowie für den Klienten Gefahren.

Fernheilung

Als Einsteiger sowie als geübter Heiler ist die Methode der Fernheilung eine unerlässliche Ergänzung zur täglichen persönlichen Heilungsarbeit mit den Klienten. Sie lernen dabei, sich auf das heilende Feld einzustimmen und auf die Unterstützung ihrer geistigen Helfer zu vertrauen. Die regelmäßige Wiederholung von Fernheilungen verbindet sie mit einem geistigen Feld, welches sie auch in ihrem täglichen Leben unterstützt.

Die wiederkehrende Einstimmung auf die allgegenwärtige Liebe wirkt auch auf die eigene Gesundheit harmonisierend und beeinflusst ihr Umfeld positiv.

Der Ausgleich ihrer Energiezentren, ihrer Meridiane und ihrer feinstofflichen Körper kann die Entwicklung ihres Heilungspotenzials fördern und ihre Sinneswahrnehmung verfeinern.

Sie öffnen sich dem Einfluss ihrer geistigen Helfer und bauen eine tiefe Verbindung zu ihnen auf. Diese Verbindung ist die Grundlage zum Geistheilen.

Die tiefe Beziehung zu ihren geistigen Helfern ist die Basis ihrer Heilungsarbeit, und ohne den Kontakt zu ihren wohlwollenden Helfern wird ihr Wirken nur begrenzt Früchte tragen.

Als geübter Heiler können sie ihre Klienten auch aus der Distanz in ihrem Genesungsprozess unterstützen. Es gibt Momente, in denen sie nicht abkömmlich sind, aber trotzdem um Unterstützung angefragt werden. In diesen Fällen ist die Methode der Fernheilung eine wunderbare Möglichkeit, um einen Klienten zu unterstützen.

Ich bin immer wieder erstaunt und überrascht, wie positiv ein Patient auf eine Fernheilung reagiert. Es kann vorkommen, dass der feinstoffliche Zugang zu einem Schützling sich in einer Heilbehandlung als schwierig erweist.

Stimme ich mich in der Meditation auf diese Person ein und bitte meine oder seine geistigen Helfer um Heilung und Unterstützung für seinen Genesungsprozess, erlebe ich in der folgenden Heilungssitzung oft eine vollständig veränderte innere Bereitschaft des Klienten zur Heilung.

Durch die Fernheilung werden Schranken zwischen seinem Ego und seinem höheren Selbst abgebaut, und es öffnet sich für ihn ein Tor zum heilenden Feld.

Die Einstimmung auf einen Klienten während einer Fernheilung kann mir zusätzlich einen erweiterten Zugang zum Klienten schenken.

Der Zustand der Verbundenheit mit meinen oder mit den Helfern meines Klienten ermöglicht eine klarere Übermittlung der geistigen Informationen, welche in der Behandlung hilfreich sein können.

Um Fernheilung zu praktizieren, sollten Sie sich einen Ort in Ihrer Praxis oder Wohnung gestalten, an dem Sie sich wohl fühlen. Ich habe mir zu diesem Zweck einen Meditationsplatz mit den Fotos meiner Ahnen sowie mit Abbildungen meiner christlichen Heiligen eingerichtet. Durch regelmäßige Meditation sowie Fernheilungen an meinem Meditationsplatz wird ein geistiges Feld aufgebaut, welches es mir erleichtert, mich mit der heilenden Energie zu verbinden.

Es gibt verschiedene Formen und Möglichkeiten der Fernheilung. Schon die Absicht und Bitte um Heilung für einen Klienten ist eine Form der Fernheilung.

Bevor Sie aber die Fernheilung beginnen, sollten Sie die Einwilligung zur Fernheilung von Ihrem Klienten erbitten. Ist dieses Gebiet Neuland für Sie, dann sprechen Sie die Fernheilung zuerst mit Ihrem Patienten ab und fragen nach dessen Erlaubnis.

Sie können dies auch als Übung mit jemandem aus Ihrem Freundeskreis machen und gemeinsam den Zeitpunkt der Fernheilung festlegen. Tauschen Sie Ihre Wahrnehmung nach der Fernheilung gegenseitig aus. Sie werden überrascht sein, was Sie gegenseitig erleben. Achten Sie dabei darauf, dass Sie diesen Zeitpunkt nicht im Verlaufe Ihres normalen Tagesablaufs und im Alltagsstress festlegen, sondern wählen Sie einen

Moment, in dem beide Ruhe haben. Es ist dabei keineswegs notwendig, sich direkt gegenüber zu sitzen. Die räumliche Distanz ist in der Fernheilung nicht von Bedeutung. Sie können sich im Raum nebenan befinden oder in hundert Kilometer Entfernung. In beiden Fällen werden Sie die gleichen Resultate erfahren.

Sind Sie in der Praxis der Fernheilung geübt, dann stimmen Sie sich zu Beginn des Fernheilungsprozesses auf Ihren Klienetn ein und bitten Sie ihn mental um seine Einwilligung zur Fernbehandlung. Persönlich visualisiere ich mir den Klienten und spreche ihn in meiner Vorstellung an. Versuchen Sie dies, und Sie werden eine Antwort erhalten.

Warum sollen Sie nicht ohne Einwilligung des Kunden in einen Krankheitsprozess eingreifen? Jeder Mensch befindet sich auf seinem individuellen Pfad. Er ist in karmischen Verstrickungen gefangen und vom Leben in die Pflicht genommen. Als Außenstehender sind wir nicht in der Lage, den umfassenden Weg eines Menschen zu erkennen und zu beurteilen. Mitleid ist für einen Helfer nie die richtige Motivation. Greifen wir ungefragt in einen Genesungsprozess ein, rauben wir dem Patienten vielleicht die Chance, eine Erfahrung zu machen, welche seine Seele benötigt, um zu reifen.

Aus meiner Sicht gilt dies auch für ungefragtes Erteilen von Ratschlägen. Dies ist leider eine weit verbreitete Praxis unter Helfern. Bevor Sie einen Ratschlag erteilen, fragen Sie Ihr Gegenüber, ob er diesen auch möchte.

Durch die unerlaubte Einmischung in den Prozess eines Klienten verstrickt sich ein Behandler selbst mit dessen Weg. Je mehr Verstrickungen wir in unserer therapeutischen Arbeit aufbauen, desto getrübter wird unsere Sichtweise, und unser eigenes Energiesystem gerät in Unordnung.

Haben Sie die Einwilligung aber erhalten, bitten Sie Ihre geistigen Helfer um Unterstützung für Ihren Klienten. Sprechen Sie ein Gebet oder ein Heilmantra für Ihren Schützling. Visualisieren Sie ihn im Licht oder senden Sie ihm Heilfarben in Ihrer Vorstellung. Wandeln Sie ein Notizbuch in Ihr persönliches Fernheilungsbuch um. Schreiben Sie die Namen derjenigen, welche Sie unterstützen möchten, in das Buch, und visualisieren Sie sich das Buch im Christuslicht.

Die Form der Fernheilung ist nur die äußere Ausgestaltung. Wichtig sind Ihre Sammlung, Ihre Intention und Ihre Einstimmung auf das heilende Feld. Den Heilungsprozess können Sie in tiefstem Vertrauen einer größeren Kraft übergeben.

Magnetismus

Ein Heiler arbeitet auf verschiedenen feinstofflichen Ebenen. Die Lebenskraft (Chi), welche in unseren Meridianen fließt, unser ätherischer Körper und unsere materielle Struktur sind die dichtesten Manifestationen unseres feinstofflichen Daseins. Die Lebenskraft bestimmt unsere Grundvitalität und wird zum Teil durch unsere Eltern vererbt. Aus diesem Grund sind nicht alle Menschen gleich. Einige sind robust und strotzen vor Lebensenergie, und andere sind zarte Pflänzchen und anfällig für innere und äußere Einflüsse. Die von unseren Eltern vererbte Lebenskraft ist wie eine Badewanne voller Wasser. Wird sie durch unser Verhalten zu früh geleert, ist es schwierig, diese wieder zu füllen. Gesunde Ernährung, ausgewogene Lebensführung und Atemübungen können ihren Teil dazu beitragen, die Grundvitalität zu erhalten.

Ein Heiler bestimmt durch seine Absicht und Einstimmung, auf welchen feinstofflichen Ebenen er behandelt. Drehen Sie bei einem Radio am Suchlauf, so wechseln Sie die Frequenz und empfangen einen neuen Sender.

Welche Voraussetzungen benötigen Sie, um sich auf die verschiedenen Heil-Frequenzen einzustimmen?

Ganz wichtig ist die Fähigkeit, sich auf einen Prozess auszurichten und die Konzentration aufrechtzuerhalten.

Um die subtileren Heilebenen zu erlangen, müssen Sie diese zuerst in sich selber erarbeiten. Erst wenn Sie ausgereift sind und langsam beginnen, sich durch die Arbeit an Ihrer Persönlichkeit von Ihren karmischen Verstrickungen zu lösen, werden Sie hell und durchlässig für die feineren Bereiche der Heilschwingungen.

Falls Sie aber keine Ambitionen besitzen, um in Ihrer Entwicklung als Heiler zu reifen, und sich nur auf Ihre physische Lebenskraft verlassen, so arbeiten Sie im Bereich des Heilmagnetismus. Die Energieübertragung der physischen Lebenskraft von einem Menschen auf den anderen nennen wir *Magnetismus.*

Wie zuvor angesprochen, verfügen nicht alle Menschen über das gleiche Potenzial an Vitalität. Einige strotzen vor Kraft und ihre Hände sind oft warm oder glühen vor Energie. Legen diese Personen ihre Hände auf eine schmerzhafte Stelle eines Klienten, so können Beschwerden abklingen und gelindert werden. Sie übertragen ihre Lebenskraft auf den Erkrankten und bewirken dadurch eine Stärkung seines Energiesystems. Diese Form der Energieübertragung findet bei jeder Berührung statt. Die Fließrichtung der Lebenskraft erfolgt immer vom höheren Energieniveau zum Tieferen, und dadurch entsteht während einer Behandlung ein Ausgleich zwischen zwei Systemen. Menschen in therapeutischen Berufen sind sich dieses Grundgesetzes oft nicht bewusst und nehmen sich zu wenig Zeit zur Regeneration. Die Folgen sind chronische Erschöpfungszustände, bis hin zu einem Burnout.

Ein Magnetopath neigt dazu, sein System zu überfordern und zu erschöpfen. Als Konsequenz findet eine Umkehr der Energiefließrichtung vom Klienten auf den Behandler statt, und der Behandler wird in seiner physischen Konstitution selber geschwächt und häufig krank.

Obwohl dies oft von verschiedenen Heilungs-Richtungen behauptet wird, ist es aus meiner Erfahrung nicht möglich, eine magnetische Komponente während einer Heilungssitzung völlig auszuschließen. Sie können sich als Heiler auf subtile feinstoffliche Ebenen einstimmen. Verlieren Sie aber im Verlaufe einer Behandlung für kurze Momente Ihre Sammlung und Konzentration, so sinken Sie wieder in den ätherischen, stofflichen Bereich Ihrer Heilenergie ab, und ein Austausch der Lebensenergie oder Vitalkraft findet zwischen Ihnen und Ihrem Klienten statt.

Stellen Sie sich eine Heilbehandlung als Fahrt in einem Aufzug vor. Jedes Stockwerk repräsentiert eine andere Ebene der Heilenergie. Je höher Sie mit Ihrem Aufzug fahren, desto subtilere und liebevollere Heilenergie, mit einem größeren Ordnungsgrad, fließt Ihnen zu. Die Anzahl Ihrer Stockwerke bestimmen Sie durch Ihren persönlichen Reifeprozess.

Werden Sie klarer, so kommen neue Stockwerke mit stärkerer Heilenergie und größerer Ordnungskraft dazu. Den Lift bewegen Sie mittels

Ihrer Konzentration, Ihrer Bereitschaft, sich in den Dienst zu stellen, und Ihres Vertrauens in das schöpferische Feld. Während einer Heilbehandlung pendeln die meisten Heiler zwischen den Stockwerken. Sind Sie gesammelt, so fährt Ihr Lift nach oben, verlieren Sie die Konzentration, so sinkt Ihr Lift in den ätherischen Bereich nach unten.

Gehen Sie daher achtsam mit Ihrer Lebensenergie um. Auch die besten Heiler können an Vitalität einbüßen. Nehmen Sie sich genügend Zeit zur Regeneration, damit Ihr Aufzug gut gewartet ist. Sind Sie erschöpft und müde, so verlieren Sie die Fähigkeit, sich richtig zu konzentrieren, und Ihr Aufzug kommt zum Stillstand. Die Türe öffnet sich, und Sie befinden sich in einem Rad, welches zu drehen beginnt. Es folgt ein Kreislauf von Erschöpfung und Energieverlust, und Sie beginnen, wie ein Hamster, so lange im Rad zu rennen, bis Sie erkranken und zum Stillstand und Ausstieg gezwungen sind.

In einem kranken Körper wird Ihre Aufmerksamkeit an Ihren Genesungsprozess gebunden, und Ihre schönen Gaben sind niemandem mehr von Nutzen.

Heilen mit universeller Energie

Die Unterscheidung zwischen der Magnetopathie und dem Heilen mit universeller Energie ist insofern nicht völlig korrekt, da auch der Ätherleib sowie die Energie, welche in den Meridianen fließt, ein Bestandteil der universellen Energie sind. Es handelt sich dabei um die dichteste Form der universellen Energie, die direkt verantwortlich ist für die physische Konstitution eines Menschen. Sie kann durch Missbrauch und Fehlverhalten geschwächt werden.

Schreibe ich in diesem Kapitel über den Begriff universelle Energie, so unterscheide ich bewusst zwischen zwei Energieformen, um dem Behandler aufzuzeigen, in welchen Heilungsebenen er praktiziert und welche Gefahren sie bergen.

Reduzieren wir die Ursache von Krankheit und deren Entstehung auf ihre Basis, so kann Krankheit als Abweichung vom universellen Ordnungssystem bezeichnet werden. Eine Krankheit entsteht durch einen länger andauernden Energiemangel, der nicht mehr kompensiert werden kann. Wie lange und wie stark eine Abweichung der universellen Ordnung bei einem Menschen sein kann, bis sie sich in Form einer Krankheit manifestiert, hängt von verschiedenen Faktoren ab. Genetische Disposition, Umweltbelastungen, soziales Umfeld oder emotionale Stabilität sind nur einige davon.

In der magnetopathischen Energieübertragung überträgt der Behandler seine Vitalenergie auf den Klienten und nährt dadurch seine geschwächte Lebenskraft.

Im Gegensatz dazu erfolgt bei der Heilung mit universeller Energie ein Heilungsprozess mittels einer Feldüberlagerung.

Durch die Fähigkeit, sich auf das heilende Feld einzustimmen, ist es einem Heiler möglich, dieses Feld auf seinen Kunden zu übertragen. Er überlagert das in Unordnung geratene Energiefeld des Klienten mithilfe seiner Hände, seiner Aura und seiner gesamten Wesenskraft, welche erfüllt ist vom heilenden Feld. Diese Feldübertragung ermöglicht einen Impuls zur Reorganisation des geschwächten Feldes des Patienten. Das Erinnerungsvermögen an die heilende Ordnung wird aktiviert, und das kranke Feld beginnt sich neu auszurichten. Systeme, welche aus dem Gleichgewicht sind, neigen dazu, wieder in ihren alten Zustand zurückfallen. Je ausgeprägter die Disharmonie ist, desto mehr Behandlungen sind zur Korrektur des kranken Feldes nötig.

Gerade zu Beginn eines Behandlungszyklus kann es nach einer Behandlung kurzfristig zu einer Erstverschlimmerung kommen. Diesen Vorgang bezeichne ich als *Heilkrise*.

In den ersten Stunden nach einer Behandlung verbessert sich der Zustand des Klienten. Am darauffolgenden Tag kämpft das kranke System oft gegen die neue Ordnung und fällt wieder in seinen alten Zustand zurück. Die Symptome verstärken sich für ein bis eineinhalb Tage. Danach beginnt sich das geschwächte Feld am übertragenen Feld – mit dem stärkeren Ordnungsgrad – auszurichten und sich auf einem höheren Energieniveau einzupendeln.

Normalerweise ebben die Heilkrisen nach zwei bis drei Behandlungen langsam ab, und die Reaktionen auf eine Behandlung werden sanfter. Der Klient spürt ein Abklingen seines Leidens.

Das Ausmaß einer Heilkrise ist abhängig vom Zustand des Klienten. Je geschwächter ein System ist, desto instabiler und stärker reagiert es. Dies gilt nicht nur in Bezug auf Heilkrisen, sondern auch für alle äußeren Einflüsse. Reagiert ein Mensch über seine Gesundheit auf die kleinsten Veränderungen in seiner Umwelt, so ist sein Feld geschwächt und aus diesem Grunde labil und beeinflussbar.

Es ist wichtig, den Klienten über eine mögliche Heilkrise zu informieren. Falls es ihm möglich ist, sollte er versuchen, die Heilkrise ohne zusätzliche Medikamente über sich ergehen zu lassen. Eine verstärkte Medikamenteneinnahme kann den Heilungsprozess verlangsamen.

Als Heiler sollten Sie dem Klienten ein Merkblatt über Verhaltensregeln nach der Behandlung mitgeben.

Er kann die Behandlung durch eine Verbesserung seines Lebensstils unterstützen. Geben Sie ihm Tipps zu Ernährung, mentaler und emotionaler Ausrichtung und informieren Sie ihn darüber, dass er sich nach der Behandlung genügend Ruhe und Entspannung gönnt.

Leider erlebe ich häufig, dass Patienten die Zustandsverbesserung nicht achten. Die gewonnene Energie wird sofort wieder in Arbeit, Haushalt oder Sport investiert. Erstaunt berichten sie dann, die Behandlung sei nicht nachhaltig gewesen. Es dauert oft lange, bis ein System aus dem Gleichgewicht gerät und eine Krankheit erscheint.

In Richtung Krankheitsentwicklung ist der Mensch sehr geduldig und bereit, diesen Zustand zuzulassen. Erfolgt der Weg aber in die entgegengesetzte Richtung, so kann es nicht schnell genug gehen, und man erlaubt dem heilenden Feld kaum, sich vollständig zu manifestieren.

Das Ego des Kunden neigt immer wieder dazu, den schöpferischen Akt der Heilung zu unterbrechen. Viele Klienten sind zornig auf ihren Körper, weil er sie im Stich gelassen hat. Es ist aber nicht der Körper, der den Klienten im Stich lässt, sondern umgekehrt! Indem wir die Ordnung missachten und unser System ständig überfordern, sind wir es, die unseren Körper vernachlässigen.

Die Fähigkeit eines Behandlers, sich auf das heilende Feld einzustimmen, bestimmt auch die Zeitdauer einer Behandlung. Einem erfahrenen Heiler gelingt es durch sein langjähriges Training meist schneller, sich von der Außenwelt abzukoppeln, sich zu sammeln und mit dem heilenden Feld zu verbinden.

Je intensiver die Konzentration, gekoppelt mit dem Vertrauen in die unendlichen Möglichkeiten des heilenden Feldes, je klarer die Absicht, desto kürzer ist die Behandlungsdauer.

Ein kurzer Moment der vollen Sammlung und Einstimmung auf das Feld erzielt einen größeren Heilungserfolg als eine halbherzige über einen längeren Zeitraum. Erfolgt eine intensive Verschmelzung mit dem heilenden Feld, dauert eine Behandlung oft nur fünf bis zehn Minuten. Dauert eine Heilbehandlung hingegen eine Stunde, dann können sie sicher sein, dass der Heiler nicht ständig mit dem Feld verbunden ist. Heilungssitzungen, in denen ein Behandler zum Beispiel angibt, die Energiezentren auszugleichen und diese zu reinigen sowie die Aura des Klienten in Harmonie zu bringen, bezeichne ich eher als feinstoffliche Therapieformen.

Diese Art von Therapeuten verwenden ihre medialen Fähigkeiten zur Wahrnehmung des feinstofflichen Ungleichgewichts im Energiefeld ihres Klienten. Der Harmonisierungsprozess erfolgt nicht durch die Feldüberlagerung, sondern der Behandler benutzt seine persönliche Wahrnehmung, um das System des Klienten auszugleichen. Im vorherigen Ablauf der Feldüberlagerung überlässt der Behandler den Heilungsprozess einer höheren Ordnung. Er überträgt nur das Feld mit dem größeren Ordnungsgrad auf seinen Klienten und übergibt dann den Heilungsprozess einer überpersönlichen Instanz. Das Feld des Patienten entscheidet, ob es für eine Heilung bereit ist. Der Behandler mischt sich nicht in dessen karmische Bestimmung ein, und so geschieht das, was geschehen darf.

Praktizieren wir als Medial-Therapeut, so ist die subjektive Wahrnehmung unser entscheidendes Hilfsmittel in der Behandlung. Die Schwierigkeit dieser Behandlungsmethode besteht aber darin, dass die subjektive in den meisten Fällen auch eine eingeschränkte oder begrenzte Wahrnehmung ist. Aus unserer Ich-Perspektive gelingt es uns, den Lebensplan eines Patienten meist nur oberflächig wahrzunehmen, und die karmischen Verstrickungen bleiben für uns im Verborgenen.

Neben einer Überdosierung der Behandlung besteht in diesem Fall auch die Gefahr, dass wir uns in einen karmischen Prozess einmischen und uns so selbst in das Schicksal des Klienten verstricken.

Diejenigen Leser, welche einen therapeutischen Beruf ausüben, haben sicher schon häufig erlebt, dass ein Kunde mit einer Schmerzthematik kommt, und kaum ist das Problem gelöst, beginnen die Schmerzen an einem neuen Ort. Haben wir einen Lernprozess nicht abgeschlossen, sind symptomatische Behandlungen nur Trostpflaster und geben eine kurzfristige Linderung.

Unser aus dem Gleichgewicht geratenes feinstoffliches Feld wird sich aber so lange immer wieder neu und an anderen Körperstellen bemerkbar machen, bis wir bereit sind, einen Lernschritt zu vollziehen.

STUFEN DER GEISTHEILUNG

Der Begriff *Geistheilung* wurde durch den englischen Heiler Harry Edwards (1893-1976) anfangs der Sechzigerjahre bekannt und verbreitet. Harry Edwards war einer der bekanntesten Heiler Englands. Neben seiner heilenden Tätigkeit widmete er sich der Verbreitung und Anerkennung des geistigen Heilens. Er setzte sich für die Zusammenarbeit von Schulmedizin und Heilen ein. In England funktioniert dieses Modell. Ausgebildeten und erfahrenen Heilern ist es gestattet, in Spitälern tätig zu sein. Mitte der Siebzigerjahre wurde ich Mitglied der *National Federation of Spiritual Healers* in England. Allein die Mitgliedschaft erlaubte es mir schon, bei Besuchen in England legal die Tätigkeit des Heilens auszuüben. Sie garantiert, den Anforderungen des Verbandes zu genügen und ein ausgebildeter Heiler zu sein. Im deutschsprachigen Raum sind mir nur wenige öffentliche Fälle bekannt, in denen Heiler mit Schulmedizinern zusammenarbeiten. Das Geistheilen wird immer noch belächelt und ist verpönt. Dies ist besonders bedauerlich, da Geistheilen eine wunderbare Möglichkeit ist, die Schulmedizin in ihren Bemühungen zu unterstützen und ihren Wirkungsgrad noch zusätzlich zu verbessern.

Geistheilung können wir in zwei unterschiedliche Heilmethoden unterteilen, wobei es zwischen diesen Methoden noch Abstufungen gibt. Die erste Methode arbeitet im Wachbewusstsein und die zweite in Trance.

Geistheilung im Wachbewusstsein

Geistheilung bedeutet, dass wir als Heiler mit unseren geistigen Helfern in Verbindung treten und uns als Kanal für diese zur Verfügung stellen. Der Unterschied zur Trance liegt im Zustand des Bewusstseins während einer Behandlung. Im Wachbewusstsein behalten wir die vollständige Kontrolle über sämtliche Abläufe im Heilungsvorgang.

Praktizieren wir regelmäßig Fernheilungen, so bauen wir eine Beziehung zu unseren geistigen Helfern auf. Diese vertieft sich im Laufe der Zeit infolge unserer Hingabe zum Geistheilen. Jeder Mensch erhält Unterstützung und Hilfe aus der feinstofflichen Welt. Verstorbene Familienmitglieder können uns auch weiterhin von der anderen Seite begleiten. Beschäftigen wir uns intensiv in unserer Inkarnation mit einem spezifischen Arbeitsgebiet, so zieht unsere gezielte mentale und emotionale Ausrichtung gleichgesinnte geistige Helfer an, welche uns in unserer Arbeit unterstützen.

Die Helfer müssen wir nicht suchen. Sie warten auf die Menschen, welche sich in den Dienst stellen, um Kranke auf ihrem Weg zu begleiten. Oft waren auch sie, in ihrer materiellen Inkarnation, in medizinischen Berufen tätig oder haben eine Affinität hierfür.

Wie nehmen wir diese Verbindung wahr? Im Alltag ist unsere Intuition die Verbindung zur Geistigen Welt. Es ist nicht so, dass Gedankenblitze oder kreative Ideen aus dem Nichts auftauchen. Als Mensch existieren wir in der materiellen Daseinsform, aber gleichzeitig auch, durch unsere verschiedenen feinstofflichen Ebenen der Aura, auf den feinstofflichen Ebenen unserer geistigen Helfer. Wir existieren im Leben im Diesseits wie auch im Jenseits. Richten wir unser Leben stark auf unseren Intellekt aus und binden wir unsere Aufmerksamkeit an den materiellen Fortschritt, so verlieren wir die Verbindung zu unseren subtileren Ebenen. Wir entscheiden mit Hilfe unserer Ratio, hören nicht mehr auf unsere Intuition und isolieren uns von unseren Helfern aus der Geistigen Welt.

In dem Augenblick, in dem wir wieder auf die Stimme der Intuition hören, lassen wir die Unterstützung aus den umfassenderen Dimensionen erneut in unser Leben fließen.

Versuchen Sie deshalb, im Alltag auf die sogenannten kleinen Zufälle zu achten. So schulen Sie Ihre Intuition. Taucht in Ihren Gedanken aus dem Nichts der Name eines Menschen auf und begegnen Sie ihm am nächsten Tag oder erhalten kurz darauf einen Anruf von dieser Person, so sind dies keine Zufälle. Wir werden ständig geführt, und je wachsamer und offener wir sind, desto vertrauensvoller wird unsere Haltung in die geistige Führung. Unser Lernprozess im Heilen beschränkt sich nicht nur auf die Behandlung, sondern unser gesamtes Leben wird zum Klassenzimmer.

Eine Behandlung beginnen wir mit einer Einstimmung auf unseren Atemprozess und auf unsere geistigen Helfer und die schöpferische Kraft. Ich beginne die Behandlung mit einem kurzen Gebet und bitte meine Helfer um Unterstützung und Führung. Wichtig ist die innere Haltung und Absicht in der Behandlung. Nicht ich bin es, der heilt, sondern ich stelle mich als Instrument zur Verfügung und übergebe mich einer größeren Kraft. Ich wiederhole in diesem Buch diese Gedanken wiederholt und ganz bewusst.

In Gedanken verneige ich mich vor dem Schicksal des Klienten. Diese Haltung hilft mir, neutral zu bleiben und nicht in die helfende Absicht zu kommen. Solange wir eine Zu- oder Abneigung zu jemandem spüren, können wir nicht als Gefäß wirken. Wir müssen uns zurücknehmen! Wir bleiben im Mitgefühl, aber nicht im Mitleid.

Die Ausgangsstellung für eine Behandlung ist abhängig vom Gesundheitszustand und Alter unseres Kunden. Es ist wichtig, dass Sie sich, als Behandler, in einer entspannten Haltung befinden. Sitzt Ihr Patient, so können Sie selber stehen oder sitzen. Das Gleiche gilt bei einer Behandlung eines kranken Menschen in einer liegenden Position.

Nach der Einstimmung auf die Behandlung bleiben Sie in einer gesammelten Haltung und lenken Ihre Aufmerksamkeit auf die Verbindung zu Ihrem geistigen Helfer. Sie werden spüren, wie Ihr Geistführer Sie langsam überschattet. Diese Wahrnehmung ist subjektiv und wahrscheinlich nicht für alle Leser gleich. Ich persönlich erlebe es wie eine Wolke, die mich langsam einhüllt und zu bewegen beginnt. Ich warte in der gesammelten Haltung den Impuls zum Behandlungsbeginn ab und folge ihm, sobald er eintrifft. Meine Hände legen sich auf den Körper des Patienten, und ich versuche, mich dabei völlig zu entspannen. Ich befinde mich dabei im gleichen Zustand wie in der Übung der Atembetrachtung – gesammelt aber ausgerichtet auf meinen Geistführer.

Er leitet und führt meine Hände zu den kranken Körperstellen. Durch meine entspannte und auf ihn ausgerichtete Haltung kann er durch meine Hände heilen, wobei ich die Behandlung unterstütze, indem ich visualisiere, wie der krankheitsbildende Faktor aufgelöst wird und der Patient gesundet.

Im gesamten Behandlungsablauf verbleibe ich in der gesammelten Haltung, ohne mit meinem eigenen Willen einzugreifen. Es erfordert Gelassenheit und Vertrauen. Lassen Sie sich nicht vom Gefühl des Helfenwollens überwältigen. Übergeben Sie sich so lange seiner Führung, bis er sich zurückzieht und die Behandlung beendet.

Er entscheidet über die Dauer einer Behandlung, und Sie folgen einer größeren Kraft und mischen sich nicht in den karmischen Prozess eines Patienten ein.

Den Behandlungsschluss nehme ich in umgekehrter Reihenfolge wie zu Beginn wahr. Den Rückzug meines Geistführers erlebe ich als Wolke, die sich langsam von mir löst und sich aus meiner Aura zurückzieht. Am Behandlungsende bedanke ich mich bei meinem Geistführer und bei der schöpferischen Kraft.

Versuchen Sie den Behandlungsbeginn sowie das Behandlungsende immer auf die gleiche Weise auszuführen.

Durch die Wiederholung dieses Vorgangs wird Ihr Einstieg zur Gewohnheit, zu einem Ritual, das Ihnen mit der Zeit immer leichterfallen wird. Die Kommunikation mit unserem Geistführer muss aber nicht ausschließlich auf diese Weise erfolgen. Es gibt unterschiedliche Formen der feinstofflichen Kommunikation, und ich werde diese in einem gesonderten Kapitel ausführlich erläutern.

Falls Sie am Anfang Mühe mit der Wahrnehmung des Geistführers haben, geben Sie nicht auf. Es ist eine Entwicklungszeit nötig, um die Verbindung aufzubauen. Zu Beginn Ihrer Heiltätigkeit wird Ihr mangelndes Vertrauen – in *Ihre* geistigen Helfer und das heilende Feld – *Ihr* größtes Hindernis sein. Durch die tägliche Auseinandersetzung und die Anzahl der Behandlungen wird dieses Vertrauen aber zunehmend gestärkt und die Verbindung vertieft.

Vergessen Sie nicht, dass Sie sich als Instrument zur Verfügung stellen und nicht Sie den Heilungsakt vollziehen. Unser Geistführer arbeitet durch uns am feinstofflichen Körper des Patienten. Er besitzt die Fähigkeit, Heilenergie aus höheren Ebenen auf den Patienten zu übertragen. Für uns ist es normalerweise zu Lebzeiten nicht möglich, diese höheren Heilungsebenen zu erreichen. So wirkt unser Geistführer als Bote zwischen den lichtvollen Ebenen und den dichteren Schwingungen unserer materiellen Welt. Er steht uns zur Seite und schließt den Hilfesuchenden wieder an sein heilendes Feld an.

KÖRPERLICHE BERÜHRUNG BEIM HEILEN?

Soll der Behandler seinen Klienten über die Hände berühren oder nur in seinem energetischen Feld arbeiten? Dieser Frage bin ich in den letzten dreißig Jahren häufig begegnet.

Die diagnostische Wahrnehmung der energetischen Störungen über dic Hände ist ohne physische Berührung einfacher. Die subtilen Frequenzen des Energiefeldes können dabei leichter wahrgenommen werden. Erfolgt eine Berührung, so kommen zusätzliche taktile Reize der Körperoberfläche dazu, welche wir von den feinstofflichen Informationen unterscheiden müssen. Für einen erfahrenen Heiler sollte dies aber ohne weiteres möglich sein.

Für die Heilwirkung ist diese Frage aber nicht von Bedeutung. Die feinstofflichen Hände unseres Geistführers überlappen unsere physischen Hände bei weitem, und Sie verfügen mit oder ohne physischen Handkontakt über die Möglichkeit, die feinstofflichen Ebenen der Aura sowie das energetische Meridiansystem des Klienten auszugleichen und so in den verschiedenen feinstofflichen Ebenen zu arbeiten.

Diese Harmonisierung aller feinstofflichen Energiesysteme sowie die Wiederanbindung des Kranken an seine umfassende Daseinsform legt die Basis zu einer ganzheitlichen Genesung.

Die physische Berührung hilft dem Klienten, sich zu entspannen und Vertrauen in Ihre Arbeit zu fassen. Bedenken Sie, dass viele Kranke Ihre Hilfe erst am Ende einer langen Odyssee in Anspruch nehmen. Oft haben sie unzählige Arztbesuche und Therapien durchlaufen und dabei ihre Zuversicht und den Glauben in eine Heilung verloren. Das Aufsuchen eines Heilers ist für viele ein letzter Strohhalm, an den sie sich klammern. Dies bedeutet aber nicht, dass sie grundlegend Vertrauen in Ihre Arbeit haben. Durch ihre Krankheitsgeschichte haben viele den Zugang zu ihrem heilenden Feld verloren und hadern mit ihrem Schicksal. Einige suchen Ihre Hilfe frei nach der Devise: „Nützt es nichts, so schadet es nichts!"

Aus diesem Grund ist es wichtig, dass sie durch Ihr Auftreten eine Atmosphäre des Vertrauens schaffen. Erklären Sie kurz den Ablauf der Behandlung und informieren Sie Ihren Klienten über die Möglichkeiten und Grenzen einer Geistheilung.

Als Heiler setzen wir uns täglich mit den feinstofflichen Ebenen auseinander und vergessen, dass diese Arbeit für das Gegenüber nicht alltäglich, ja geradezu abstrakt ist. Versuchen Sie daher, einfach und klar aufzutreten. Zu viele gut gemeinte Ratschläge und mystische Erklärungen können verunsichern.

Geistheilung ist eine ruhige Behandlungsmethode. Aus einer gesammelten Haltung heraus werden die Hände geführt. Diese Bewegung ist niemals abrupt oder schnell, sondern langsam, weich und fließend. Unnötiges Bewegen der Hände in der Aura des Kranken wirkt irritierend und entspringt oft eher dem Ego des Heilers als der Führung des Geistführers.

Verfügen Sie über Heilmagnetismus, so nutzen Sie diesen durch das Auflegen der Hände. So beruhigen Sie den Patienten und schaffen eine optimale Grundlage für die Heilung durch Ihren Geistführer.

Als ich dieses Buchkapitel schrieb, stöberte ich, aus einem inneren Impuls heraus, in meinen dreißigjährigen Unterlagen über das Geistheilen. Dabei fand ich ein Buch, welches ich bis dahin noch nie gelesen hatte.

Der Inhalt deckt sich mit meinen Erfahrungen, und ich möchte Ihnen dazu den folgenden Text aus dem Buch „A guide to Spirit Healing" wiedergeben. Im Februar 1950 nahmen Mr. und Mrs. Burton und Harry Edwards an einer Seance teil. Sie kamen in den Genuss der medialen Durchsage von „Silver Birch", einem weisen Führer aus der Geistigen Welt. Er umfasst in seiner Aussage das wahre Ziel der Geistheilung.

„So, wie viele andere, die hier sind, möchte ich zuerst zu euch beiden sprechen und euch einiges von den Dingen erzählen, die ich mit an-

deren aus unserer Welt um euch herum sehe. Ich hoffe, dass es euch dienen wird.

Als Edwards das erste Mal hier war, sagte ich, der wichtigste Teil seiner Arbeit sei nicht der, physische Körper zu heilen; von unserem Standpunkt sei es zwar sehr gut, aber nicht das Ziel der Heil-Kraft. Das wahre Ziel der Geist-Kraft ist, die Seelen, die zu euch kommen, zu berühren.

Solange die Menschen nicht erkennen, dass sie Seelen sind und nicht physische Körper, leben sie, ohne die Wahrheit zu erkennen; sie leben im Schatten und jagen nach Illusionen. Erst wenn sie ihr wahres Selbst erkennen, ihre Geist-Natur, finden sie die Wahrheit. Das Ziel des irdischen Lebens ist, sich selbst zu finden. Findest du erst dein Selbst, dann wirst du, wenn du weise bist, die in dir ruhende Göttlichkeit entwickeln.

Es ist meistens so, dass Leute deiner Welt ihr Selbst nicht finden, sie sind sich ihrer spirituellen Natur nicht bewusst, so lange, bis Sorgen und Tragödien über sie kommen. Nur in der Dunkelheit findet man das Licht des Lebens.

Du begegnest meistens denen, die an Körper und Gemüt erkrankt sind, und durch die Heilung sollen sie nun gewahr werden, dass sie Geist-Wesen sind. Wenn es dir gelingt, ihre geistige Natur zu berühren, wenn du die göttliche Fackel in ihnen anzünden kannst, wird die Flamme zur rechten Zeit kommen, und ihr Licht wird ihr ganzes Leben überstrahlen.

Nun, das ist nicht immer leicht, du kannst ein verrenktes Glied wieder einrenken oder eine Krankheit bessern, aber dabei soll der Kranke erfahren, dass er ein Geistwesen mit einem Körper ist und nicht ein Körper mit einem Geist, dann erst wirst du ihm den größtmöglichen Dienst erweisen.

Du musst berücksichtigen, dass wir uns mehr mit dem Geist als mit dem Körper befassen. Wenn der Geist in Ordnung ist, dann wird auch der Körper in Ordnung kommen, aber wenn der Geist nicht in Ordnung ist, dann kann auch der Körper nicht in Ordnung sein.

Ich möchte, dass du dies einsiehst, weil dies eine Seite deiner Arbeit ist, die du nicht überblicken kannst. Die Anerkennung und die Dankbarkeit von jenen, die geheilt, gebessert oder erleichtert worden sind, ist nichts im Vergleich mit der Berührung der Seele und der Erlösung von ihrer ungeheuren Spannung. Wir sehen von unserer Seite viele Fälle, in denen es geschieht, und das macht uns große Freude.

Es ist keine leichte Aufgabe, mit der du beauftragt bist, und es erfordert große Opfer und Hingabe. Inmitten vieler Schwierigkeiten wird es vollbracht, und der Pfad ist nicht leicht.

Der Weg des Pioniers ist niemals leicht; auch der Pfad jener, die in dieser Weise dienen, ist nicht frei von Hindernissen. Du darfst nichts anderes erwarten.

Jedes Hindernis und jede Schwierigkeit ist ein Ansporn für dich selbst.

Erhebe dich darüber und lasse das reine Gold des Geistes leuchten."

IST DER GLAUBE DES KLIENTEN EINE VORAUSSETZUNG FÜR DIE WIRKSAMKEIT DER GEISTHEILUNG?

Die meisten Leistungssportler arbeiten mit Mental-Trainern zusammen. Sie kennen den Einfluss ihrer mentalen Einstellung auf die sportliche Leistungsfähigkeit. Durch eine positive mentale Ausrichtung gelingt es ihnen, die physischen Grenzen auszuweiten und größere Leistungen zu vollbringen. Wird ein Athlet von Selbstzweifeln geplagt, so kann er plötzlich seine Leistung nicht mehr abrufen und versagt. Die mentale Blockade führt zu einer Blockade seines Energiesystems, seine Muskulatur wird nur noch ungenügend mit Vitalenergie versorgt – und dies führt zu einem Leistungsabfall.

Unsere Gedanken und Gefühle beeinflussen nicht nur unsere Umwelt, sondern auch unsere eigene Gesundheit. Misstrauen und Angst lösen Blockaden und Störungen in unseren feinstofflichen Organfunktionen aus. Dies führt dazu, dass ein ohnehin aus dem Gleichgewicht geratenes Energiesystem eines Kranken noch zusätzlich geschwächt wird.

Erstaunlicherweise habe ich die Erfahrung gemacht, dass es aber gerade bei Zweiflern zu verblüffenden Heilungsresultaten kommt. Es scheint, dass die mentalen Widerstände der Klienten und deren zusätzliche Schwächung des Energiesystems durch ihre Haltung kein allzu großes Hindernis für die Geistige Welt darstellen.

Oft wird ein kritisch eingestellter Mensch nach einer erfolgreichen Heilbehandlung zu einem großen Befürworter der Geistheilung.

Für die Geistige Welt spielt die Haltung des Kranken keine große Rolle. Für Sie als Behandler aber schon! Es braucht großes Vertrauen in Ihre Geistführer, um in einer von Misstrauen geprägten Atmosphäre völlig entspannt zu arbeiten. Eine neutrale oder positive Haltung Ihres Klienten Ihnen gegenüber erleichtert die innere Sammlung, um mit Ihrem Geistführer in Verbindung zu treten und klar und ohne äußere Ablenkung mit ihm zu kommunizieren.

SPONTANHEILUNG: AUSNAHME ODER ALLTAG?

Das Bestreben unserer Gesellschaft ist es, nach einer Krankheit so schnell als möglich wieder funktionsfähig zu sein. Physische und psychische Symptome werden umgehend medikamentös behandelt, um uns sofort wieder in den Alltag zu integrieren. Wie Ameisen hetzen wir den ganzen Tag von einem Termin zum anderen. Jede freie Minute ist verplant mit Arbeit, Familie, Freunden und Sport. Am Handgelenk tragen wir unseren Schritt- und Pulsmesser, und durch die digitale Vernetzung können wir sogar auf unserem Waldspaziergang mit unseren Freunden kommunizieren oder Geschäftliches erledigen.

Für Muße und Ruhe fehlt uns die Zeit, und wir werden den ganzen Tag durch äußere Reize überflutet. Die Sprache unserer Seele ist unsere Intuition. Sie können wir erfahren, wenn wir uns zurückziehen und in die Stille gehen. Fehlt uns dazu die Zeit, können wir nicht mehr auf unsere innere Stimme hören, unser feinstoffliches Gefüge gerät aus dem Gleichgewicht – und wir erkranken.

Aus der Sicht unserer Seele spielt es vermutlich keine Rolle, in welcher Form wir unseren Reifeprozess absolvieren. Sie ist geduldig, wartet und lässt uns entscheiden, ob wir unsere Lebenslektionen freiwillig bewältigen, indem wir auf die Impulse unserer Seele achten; oder ob wir uns weigern, auf sie zu hören, und dem Weg über das Leiden folgen. Eine Krankheit gibt uns die Möglichkeit, uns auf unser wahres Selbst zurückzubesinnen. Indem wir aber die Symptome unterdrücken, nehmen wir uns die Möglichkeit zur wahren Heilung. Trotz Fortschritt von Medizin und Wissenschaft können wir die geistigen Gesetze nicht missachten. Jede Unterdrückung führt zu einer Gegenreaktion und dazu, dass immer wieder neue Symptome auftreten. Ohne die geistige Ausrichtung lässt sich dieser Kampf aber nicht gewinnen.

Ich verstehe aus meinen persönlichen Erfahrungen nur zu gut, dass wir in einem System von Pflichtgefühl und Erwartungshaltung gefangen sein können. Manchmal ist es leichter, in der Krankheit zu verharren und dem System treu zu bleiben, als auf die innere Stimme zu hören und einen neuen Weg einzuschlagen.

Wie wir aus der medialen Durchsage von „Silver Birch" erfahren haben, liegt der tiefere Sinn der Geistheilung darin, den Kranken auf seinem Weg der Rückbesinnung zu begleiten und ihn zu unterstützen, die Türen zu seinem umfassenden Selbst zu öffnen.

Ein Heiler sollte nicht an der Anzahl seiner Spontanheilungen gemessen werden. Diese treten auf, aber sie entsprechen nicht dem eigentlichen Ziel der Geistheilung. Es liegt nicht in der Hand des Heilers, ob eine Behandlung gleich beim ersten Mal erfolgreich ist. Die Geistige Welt handelt im Einklang mit dem übergeordneten Plan eines Menschen, und nur wenn dieser eine Spontanheilung vorsieht, kann sie eintreten.

In der Regel sind mehrere Behandlungen nötig, um das System auszugleichen und wieder in Einklang mit dem höheren Selbst zu bringen. Als Heiler sollten wir eine Spontanheilung als Geschenk der Geistigen Welt betrachten und bescheiden bleiben. Eine solche Erfahrung hilft uns aber, unser Vertrauen in die Möglichkeiten unseres Geistführers noch weiter zu vertiefen.

TRANCE ODER HEILEN IM WACHZUSTAND

Der Unterschied zwischen dem Heilen in Trance oder im Wachzustand besteht im Bewusstsein des Behandlers. Heilen wir im Wachzustand, so sind wir uns all unserer Handlungen bewusst. Wir lassen uns führen und behalten im gesamten Ablauf die Kontrolle. Der Vorteil dieser Methode ist es, dass wir uns in der vollen Wahrnehmung befinden und jederzeit nachvollziehen können, was in der Behandlung geschieht. Der Nachteil besteht aber darin, dass wir immer gesammelt bleiben und unsere Einstimmung auf unseren Geistführer aufrechterhalten. Die Gefahr einer Ablenkung ist bei dieser Form des Heilens deutlich größer als in der Trance-Heilung. Im Gegensatz dazu überlassen wir in Trance die gesamte Kontrolle unserem Geistführer. Wir ziehen uns mit unserem Bewusstsein in einen schlafähnlichen Zustand zurück und „wachen“ erst wieder auf, wenn unser Geistführer die Behandlung beendet und sich zurückzieht. Nach der Behandlung können wir in der Regel keine Auskünfte über den Behandlungsablauf geben, da wir uns in diesem Zeitraum nicht bewusst waren, was vor sich ging.

Die Übergänge zwischen dem Heilen im Wachzustand und in der Trance-Heilung sind manchmal sehr fließend. Auch im Wachbewusstsein befinden wir uns in einem entspannten Zustand, und es kann vorkommen, dass wir für kurze Momente die Grenze zur Trance überschreiten und unser Bewusstsein vollständig absinkt.

Für die Wirksamkeit der Heilung gibt es zwischen beiden Heilungsformen keinen eigentlichen Unterschied. Als ausgebildeter Heiler sollte es Ihnen möglich sein, während der gesamten Behandlungsdauer gesammelt zu bleiben sowie Ihre Verbindung zu Ihrem Geistführer aufrechtzuerhalten.

In beiden Behandlungsmethoden ist es wichtig, dass Sie keine Störungen von außen erleben. Informieren Sie Ihren Klienten, dass er nicht spricht, solange Sie eingestimmt sind, und sein Handy nicht nur auf lautlos, sondern ganz ausgeschaltet ist. Sicher haben Sie schon erlebt, wie ein Geräusch Sie aus dem Schlaf gerissen hat und Sie danach für Minuten noch durcheinander waren. Werden Sie in der Behandlung gestört, erleidet Ihr Nervensystem jedes Mal einen Schock, und dies schadet Ihrer Gesundheit. Pendeln Sie auch nicht zwischen dem Vorgang des Heilens und der Kommunikation mit dem Patienten. Ihre Aufmerksamkeit liegt nur bei Ihrem Geistführer! Erst wenn dieser sich von Ihnen zurückzieht, ist die Heilbehandlung beendet, und Sie können wieder das Gespräch zu Ihrem Gegenüber suchen.

ERLERNBARKEIT DES GEISTHEILENS

Die Heilfähigkeit auf der Ebene des Magnetismus ist trainierbar, wobei nicht alle Menschen über den gleichen Grundpegel an ätherischer oder magnetisch übertragbarer Energie verfügen. Durch das regelmäßige Praktizieren von Atem- und Qi Gong-Übungen, vitalisierender Ernährung und ausgeglichener Lebensführung können Sie Ihr Chi, Ihre Lebensenergie, steigern und dadurch Ihr Potenzial für die magnetische Heilenergieübertragung vergrößern.

Die Fähigkeit zum Geistheilen hat jeder Mensch. Es besitzt aber nicht jeder Mensch den Wunsch, sich helfend für andere Menschen einzusetzen. Die Absicht und der Wunsch zu heilen ist ein wichtiger Schritt, aber nur der erste! Neben dieser Grundmotivation müssen wir uns bewusst sein, uns auf ein Gebiet einzulassen, das auch in der heutigen Zeit nicht überall akzeptiert ist. Wir müssen mit Kritik an unserer Person rechnen.

Geistheilen beschränkt sich nicht nur auf den Zeitraum der Behandlung, sondern wird zu einem Bestandteil unseres Lebens. Eine ausgeglichene Lebensführung, genügend Schlaf und Erholung, gesunde Ernährung sowie die Bereitschaft, sich persönlich weiterzuentwickeln, sind weitere Grundvoraussetzungen, um heilend tätig zu sein. Diese Arbeit verlangt keine Askese, aber wenn wir anderen Menschen beistehen wollen, dürfen wir nicht vergessen, auf unsere physische und seelische Gesundheit zu achten und für uns selber Sorge zu tragen.

HEILEN UND MEDIALITÄT

Es bestehen Unterschiede zwischen der Arbeit eines Mediums und derjenigen eines Heilers. Die meisten Menschen verfügen über keinen direkten Zugang zur Geistigen Welt. Ein Medium besitzt eine Gabe, welche ihm ermöglicht, den Vorhang zur anderen Seite zu heben. Durch seine medialen Fähigkeiten kann ein Medium mit der Geistigen Welt kommunizieren und aus dieser Informationen übermittelt bekommen. Ein Geistheiler stellt sich als Gefäß für die Geistige Welt zur Verfügung. Durch seine Bereitschaft zu dienen, kann ein Geistführer heilend durch ihn wirken. Oft verfügt ein Heiler über mediale Fähigkeiten. Er kann diese in der Diagnostik, aber auch in der Beratung des Patienten einsetzen und seine Arbeit als Heiler bereichern.

Auch wenn wir weder hellsehend, hellhörend oder hellfühlend sind, können wir die Gabe haben, uns mit unserem ganzen Wesen auf unseren Geistführer einzulassen, damit er durch uns heilend wirken kann. Die Geistige Welt benötigt keine medialen Fähigkeiten bei einem Heiler, um durch ihn zu arbeiten.

Sie benötigt von ihm aber vor allem seelische Eigenschaften wie Vertrauen, Mitgefühl, Bescheidenheit und Verantwortungsbewusstsein. Diese Qualitäten eines Heilers schaffen ein harmonisches Feld für eine fruchtbare Heilung. In diesem Sinne muss ein Heiler nicht zwingend ein Medium sein und ein Medium nicht zwingend über heilende Fähigkeiten verfügen.

PATIENTENINFORMATION

Es ist sinnvoll, in Ihrer Praxis ein Informationsblatt für Ihre Kunden über das Geistheilen auszulegen. Je besser ein Klient informiert ist, desto mehr kann er zur Heilung selber beitragen. Folgende Punkte sollte das Infoblatt aus meiner Sicht enthalten:

1. Kurzbeschreibung: Was ist Geistheilung?
2. Verhalten während der Behandlung (nicht sprechen, Handy abstellen, entspannen).
3. Verhalten nach der Behandlung (kein Sport oder sonstige Aktivität am gleichen Tag, Ruhe und Entspannung, kein Alkohol und nur leichte, gekochte Nahrung, genügend Schlaf)
4. Information über eine mögliche Heilkrise.
5. Die Behandlung ersetzt keine medizinische Behandlung. Medikamentenänderungen dürfen nur in Absprache mit dem behandelnden Arzt vorgenommen werden.
6. Eine Heilungsgarantie kann nicht gegeben werden. Ein Heilerfolg liegt nicht in der Macht des Heilers (Heilversprechen sind unglaubwürdig und nicht seriös).
7. Allgemeine Ernährungs- und Verhaltensinformationen für den Klienten als Unterstützung der Behandlungsserie.
8. Geistheilung ist keine Glaubensfrage!

Dies sind einige wichtige Punkte für den Inhalt der Patienten-Information. Sie können je nach Bedürfnis ergänzt werden.

FORMEN DER MEDIALITÄT

Es gibt Sinne, durch die wir die äußere Welt wahrnehmen. Sehen, Hören, Riechen, Tasten sowie die Fähigkeit zu schmecken sind unsere fünf Sinne. Im erweiterten Sinn können wir den Gleichgewichtssinn sowie unseren Bewegungssinn dazu zählen.

Nervenzellen registrieren die Bewegung unserer Gelenke, leiten die Informationen an unser Gehirn weiter und bringen sie so in unser Bewusstsein. Der Bewegungssinn muss trainiert und entwickelt werden. Feinmotorische Abläufe, das Erlernen eines Instrumentes, müssen eingeübt werden.

Wenn der Mensch im normalen Alltag funktioniert und die Welt mit seinen fünf Sinnen wahrnimmt, dann stellt sich das, was durch die Sinne aufgenommen wird, als Ton, als Farbe, als Geschmack, als Geruch oder als Tasteindruck dar.

Wende ich mich aber dem Heilen zu, so möchte ich meine Sinne öffnen, um meinen Klienten umfassender wahrzunehmen. Jeder unserer fünf Sinne besitzt eine erweiterte Form der Wahrnehmung, welche den Vorhang zur Geistigen Welt öffnet. In der medialen Arbeit werden die erweiterten Sinne als hellsehend, hellhörend, hellriechend und hellfühlend bezeichnet.

Wird über die Sprache, Schrift oder über das Zeichnen mit der Geistigen Welt kommuniziert, so werden diese Fähigkeiten als automatisches Sprechen, automatisches Schreiben und automatisches Zeichnen bezeichnet. In den folgenden Kapiteln werde ich auf die einzelnen Formen der medialen Arbeit eingehen.

Hellsehen

In meiner zwanzigjährigen Lehrtätigkeit in den Bereichen des geistigen Heilens und der feinstofflichen Wahrnehmung erkannte ich, dass verschiedene Talente im Bereich der Medialität schon in der normalen Ausprägung der Sinneswahrnehmung angebahnt werden. Menschen mit einer tiefgreifenden Fantasie oder einem starken Vorstellungsvermögen finden oft einen leichteren Zugang zur Hellsichtigkeit als Menschen, die taktil veranlagt sind. Die Grenze zwischen Hellsichtigkeit und Fantasie ist manchmal fließend, und es setzt Training voraus, um diese Unterscheidung sicher treffen zu können.

Hellsichtig zu sein bedeutet, dass die Geistige Welt mittels innerer Bilder mit uns kommuniziert und wir diese Kommunikation wahrnehmen und korrekt übermitteln können. In welcher Form diese Bildkommunikation stattfindet, ist sehr unterschiedlich und individuell auf ein Medium abgestimmt. Es kann sich um eine Symbolsprache handeln oder um Bilder zukünftiger Ereignisse. Die Schwierigkeit eines Mediums besteht in der Bestimmung des Zeitfaktors. Durch die Erfahrung spürt ein Medium, ob es sich um ein Geschehen aus der näheren Zukunft handelt oder noch weit entfernt ist. Je näher sich aber ein Ereignis befindet, desto klarere Bilder werden davon übermittelt. Die Zukunft ist nicht definitiv bestimmt. Ein Ereignis manifestiert sich erst, wenn genügend Energie vorhanden ist, um es in die Realität umzusetzen. Ein Medium empfängt diese Energien als Bildsprache. Ein Ereignis in der fernen Zukunft verfügt über wenig „Realisierungsenergie" und erscheint daher noch verschwommen. Die Realisierungsenergie ist noch nicht determiniert und kann noch verändert werden.

Ich erinnere mich an eine Sitzung mit einem Medium während meiner Studienzeit. Sie prophezeite mir einen knappen Notenschnitt für eine Semesterprüfung. Meine Realisierungsenergie war zu diesem Zeitpunkt wahrscheinlich noch schwach, und ich entschloss mich, mehr Zeit und Energie für die Prüfungsvorbereitungen aufzuwenden. Ich absolvierte die Prüfung mit Bestnoten. Im Umgang mit Medien müssen wir unseren gesunden Menschenverstand benützen. Eine mediale Durchsage kann eine Hilfe für unser Leben sein, aber sie ist keine absolute Wahrheit. Unsere geistigen Helfer befinden sich ebenso wie wir in einem Lernprozess und auf ihrer individuellen Entwicklungsstufe. Durch den Wegfall der materiellen Begrenzung öffnet sich der Horizont für sie, um eine Lebenssituation zu überblicken. Aber auch ihnen ist es nicht möglich, den gesamten Plan eines Menschen zu überschauen. Sie können nur Informationen übermitteln, die innerhalb ihrer Bewusstseinsebene für sie wahrnehmbar sind. Es ist wichtig, in einer medialen Sitzung trotzdem noch auf die eigene innere Stimme zu hören. Sowohl in der Geistheilung als auch in der medialen Arbeit stellen wir uns als Kanal für die Geistige Welt zur Verfügung. In einem gesammelten Zustand, mit klarem Geist, wird die Heilung oder die Botschaft in einer authentischen Form übermittelt.

Aber auch ein Heiler oder ein Medium ist nur ein Mensch, und nicht immer gelingt es ihm, die Alltagssorgen in einer Sitzung vollständig auszuschalten und frei und ohne subjektiven Einfluss zu arbeiten. Deshalb vertrauen Sie letztendlich sich selber, denn der beste Ratgeber in einer Lebenssituation bleibt immer noch die Stimme Ihrer Intuition. Sie ist ein Leuchtturm in jedem Sturm und weist Ihnen den Weg.

Viele hellsichtige Menschen sind schon von Geburt an medial begabt. Ihre Spielkameraden stammen sowohl aus der realen als auch aus der feinstofflichen Welt. Sie sind fähig, mit Verstorbenen zu kommunizieren und sehen die feinstofflichen Körper der Menschen. In einer Gesellschaft, in der ausschließlich die intellektuelle Leistungsfähigkeit zählt, werden sie oft als Außenseiter und Tagträumer abgestempelt. Um sich anzupassen, unterdrücken viele dieser sensitiven Kinder ihre natürliche Begabung, und als Erwachsene haben sie verlernt, damit umzugehen. Sensitivität kann aber nicht einfach ausgeschaltet werden.

Ohne die richtige Integration der erweiterten Wahrnehmung in den Alltag erscheint diese oft in einer anderen Form. Sie macht sich in einer allgemeinen Überempfindlichkeit gegenüber äußeren Einflüssen bemerkbar. Die Voraussetzung für eine gute Gesundheit ist aber ein wirksamer Filter. Nehmen wir alles in uns auf, was auf uns einströmt, wird unser Energiesystem geschwächt, und wir werden anfällig für Krankheiten. Eltern, die eine mediale Begabung bei ihrem Kind bemerken, sollten dem Kind Vertrauen schenken und ihm dabei helfen, einen natürlichen Umgang mit der erhöhten Wahrnehmung zu finden.

Es ist wichtig, dass Sie in jungen Jahren gute Wurzeln bilden. Medialität ist nicht immer nur ein Segen. Sind wir ungenügend im Leben verankert, kann sie zu einer Bürde werden.

In der Heilungsarbeit nutzen wir die Medialität in der Diagnostik. Die Geistige Welt übermittelt uns manchmal die Krankheitsursache von einem Klienten in Form von Bildern. Sie zeigt eine betroffene Körperregion. Je nach Wissensstand des Heilers kann es sich um eine anatomisch differenzierte oder um eine einfache Bildübermittlung der Krankheitsursache handeln. Diese Form der Diagnose könnte eine Bereicherung zur schulmedizinischen Diagnose darstellen. Als Behandler müssen wir uns aber bewusst sein, dass es einem Heiler in der Schweiz nach dem Gesetz nicht erlaubt ist, zu diagnostizieren. Zum eigenen Schutz gebe ich deshalb nur ein Minimum von dem, was ich wahrnehme oder was mir mitgeteilt wird, an den Patienten weiter. Falls ich aber eine gravierende Störung spüre oder der Klient sehr beunruhigt über seinen Gesundheitszustand ist, rate ich ihm, einen Arzt aufzusuchen, um alles gründlich abzuklären. Dies gilt auch für Patienten, bei denen ich keine ernsthafte Störung wahrnehmen kann. Ständig unbegründete Ängste können krank machen, und deshalb ist es manchmal besser, medizinisch alles auszuschließen und so den Patienten zu beruhigen. Durch medizinische Fernsehsendungen und den leichten Internet-Zugang zu Informationen über Krankheiten sind Patienten oft überinformiert und malen schon die schwärzesten Szenarien an die Wand. Viele verfügen über eine schlechte Körperwahrnehmung und nehmen nicht mehr richtig wahr, was im Körper abläuft. Sie verlassen sich nur noch auf ihre Ratio, ohne Vertrauen in ihr Selbstheilungspotenzial. Ich habe deshalb die Erfahrung gemacht, dass es besser ist, vorsichtig und zurückhaltend mit meinen Aussagen zu bleiben. Eher zu wenig als zu viel!

Das regelmäßige Praktizieren von Fernheilungen ist die beste Möglichkeit zur Schulung der geistigen Diagnostik. Sie vertiefen die Verbindung zu Ihren geistigen Helfern und verbessern so die Kommunikation. Als kleine Übung empfehle ich, kurz bevor ein Klient zu Ihnen kommt, sich auf ihn einzustimmen und die Geistige Welt zu bitten, Ihnen vorgängig Informationen über seinen Gesundheitszustand zu übermitteln. So vertiefen Sie die Fähigkeit zur geistigen Diagnose und können Ihre erhaltenen Informationen gleich bei der Befragung des Patienten überprüfen.

Hellfühlen

Hellfühlig zu sein, bezeichnet die Fähigkeit, feinstoffliche Felder über die Hände zu ertasten sowie die räumliche Wahrnehmung von Energien mithilfe der gesamten Körperwahrnehmung. Die taktile energetische Wahrnehmung der Hände ist eine Erweiterung unseres Tastsinns. Die Ausbildung und Schulung dieser Fähigkeit gehört zum Grundrüstzeug eines Heilers. Neben der geistigen Diagnose haben wir über die Hände die Möglichkeit, energetische Störfelder präzise wahrzunehmen. Physische Krankheiten erscheinen zuerst als energetisches Ungleichgewicht, bevor sie sich im Körper manifestieren. Mithilfe des erweiterten Tastsinns ist es einem Heiler möglich, diese Störungen frühzeitig zu erkennen und sie auszugleichen, bevor es zu einer Krankheit kommt.

In den energetischen Schichten um den Körper sind viele Ereignisse, Gedanken und Gefühle gespeichert. Physische Schwächen erkennen wir aber am Besten im ätherischen Körper. Viele Menschen besitzen die Fähigkeit, die feinstofflichen Felder über ihre Hände wahrzunehmen, sofern sie sich bewusst auf diese einstimmen. Die Herausforderung liegt aber nicht alleine in der Wahrnehmung, sondern hauptsächlich in der Interpretation von Störungen. Es setzt eine gewisse Erfahrung voraus, um zum Beispiel eine entzündliche Körperreaktion richtig einzuordnen. Eine chronische Entzündung unterscheidet sich in der energetischen Wahrnehmung und in ihrer Ursache völlig von einer akuten Entzündung. Der chronische Zustand kann aufgrund einer Schwächesymptomatik entstanden sein und wird energetisch als Leere bezeichnet. Eine akute Entzündung kann durch ein Übermaß an Energie entstehen und wird als Fülle-Zustand bezeichnet. Obwohl der Klient in beiden Fällen unter Schmerzen leidet, manifestieren sie sich auf der feinstofflichen Ebene völlig unterschiedlich. Für die Behandlung spielt diese Unterscheidung keine Rolle. In der Geistheilung überlassen wir die Behandlung unserem Geistführer. Als Heiler haben wir aber oft auch eine beratende Funktion. Unsere Kunden möchten Tipps, wie sie sich im Alltag verhalten sollen. In unserem Beispiel einer Entzündung sind die Maßnahmen, die ein Klient zur Linderung und Behandlungsunterstützung selber beitragen kann, völlig gegensätzlich. Bei einer Entzündung aufgrund eines Energieübermaßes sollte das betroffene Gebiet nicht direkt massiert werden, um nicht noch mehr Energie zuzuführen. Eine manuelle Therapie kann in diesem Fall noch mehr Schmerzen verursachen. Das Gleiche gilt bei Wärmeanwendungen. Man verwendet kühlende, schmerzlindernde Maßnahmen, welche Energie entziehen.

Entzündungen aufgrund einer energetischen Leere dürfen manuell behandelt werden. Durch den physischen Druck oder eine Wärmeanwendung auf eine schmerzhafte Stelle führen wir Energie zu und lindern die Beschwerden.

Als Neuling auf diesem Gebiet sollten Sie jede Gelegenheit, die sich Ihnen bietet, wahrnehmen, um Ihre Hände sensitiver zu machen. Üben Sie mit Ihrem Partner, Ihren Kindern und auch an Ihren Haustieren. Auch letztere verfügen über ein Energiesystem sowie über feinstoffliche Körper.

Hellhören

Menschen mit dieser Begabung verfügen über die Möglichkeit, einen verbalen Dialog mit ihren geistigen Helfern zu führen. Sie hören die Stimme ihres Geistführers und antworten in Form von Gedanken. Dieses Talent können wir ausbilden, indem wir lernen, unsere Gedanken abzuschalten. Ein unruhiger Geist, der ständig von einem Gedanken zum anderen jagt, ist für die Geistige Welt schwierig zu beeinflussen. Mit Hilfe von regelmäßigen Atem- und Meditationsübungen gelingt es uns, unsere Gedanken zu kontrollieren und einen Zustand der Stille zu erreichen. Durch diese Stille beginnen wir, im Augenblick zu leben und uns nicht mehr so sehr um die Zukunft zu sorgen. Wir werden gelassen und gehen entspannt mit dem um, was gerade in unserem Leben aktuell ist. In dieser Haltung sind wir aufnahmefähig und hören die Stimme der Intuition, welche nichts anderes ist als die Sprache unseres höheren Selbst und unserer geistigen Helfer. Wir stehen in ständigem Kontakt mit den unsichtbaren Helfern. Sobald wir ruhig werden, wird diese Verbindung klar und nicht mehr durch äußere und innere Einflüsse übertönt.

Versuchen Sie, nach einer Meditation einen Dialog mit der Geistigen Welt aufzubauen, und integrieren Sie ihn mit der Zeit in Ihren Alltag. Sie werden vielleicht realisieren, dass Ihr Leben an Tiefe gewinnt.

Hellriechen

Auch unser Geruchssinn kann in einer erweiterten Dimension wahrnehmen. Obwohl mein Geruchssinn relativ schlecht entwickelt ist, was im Umgang mit Menschen nicht immer von Nachteil ist, kann es vorkommen, dass ich mein Gegenüber auf der seelischen Ebene rieche.

Der Ausdruck, „jemanden nicht riechen können", bezieht sich nicht auf seine physische Ausdünstung. Wir beschreiben damit, dass uns ein Mensch unsympathisch ist und uns missfällt. Wahrscheinlich steht diese Aussage aber eher für eine unbewusste Wahrnehmung des Geruches, der feinstofflichen Ausstrahlung eines Menschen. Positive Gedanken und ein liebevoller Umgang mit unserem Umfeld und uns selbst erhellen unsere feinstofflichen Körper. Sie werden leicht und durchlässig und beginnen, auf einer subtileren Ebene zu schwingen. Diese Schwingungen äußern sich in harmonischen Farben sowie in angenehmen Gerüchen. In Gegenwart dieser Menschen fühlen wir uns wohl. Sie besitzen eine warme Ausstrahlung und riechen angenehm. Negative Gedanken und destruktive Emotionen verdunkeln die feinstofflichen Ebenen eines Menschen. Seine Ausstrahlung und sein Geruch werden schwer, und wir fühlen uns unwohl in seiner Gegenwart.

Auch unsere geistigen Helfer können sich über einen Geruch bemerkbar machen. Mein Großvater war zu Lebzeiten ein leidenschaftlicher Pfeifenraucher. Er scheint sich noch heute für mein Leben zu interessieren, und jedes Mal, wenn er sich in meiner Nähe befindet, steigt mir der spezifische Tabakgeruch seiner Pfeife in die Nase.

Hierzu eine eindrückliche Geschichte, die sich Anfang September 2009 zugetragen hat. Der verstorbene Vater meiner heutigen Partnerin überbrachte ihr eine Zeit lang Botschaften durch eine Bekannte. Sie verfügt über schöne Begabungen, insbesondere die Hellhörigkeit. Da meine Partnerin wohl die Energie spürte, die von ihrem Vater ausging, aber sie sich nicht ganz sicher fühlte, ob er es wirklich war, riet ihr die

Kollegin, mit dem Vater einen Geruch auszumachen. So könne sie ihn zusätzlich riechen. Ohne irgendwelche Details mitzuteilen, bat meine Lebensgefährtin ihren Vater also um einen frischen Heugeruch.

Einige Tage später war sie auf einer großen Geburtstagsfeier. Plötzlich erhielt sie einen Anruf von ihrer Bekannten, sie solle sofort vorbeikommen; ihr Vater hätte eine dringende Mitteilung zu machen. Er könne sie in all den Leuten nicht erreichen, respektive sie ihn nicht wahrnehmen. Meine Partnerin setzte sich sofort ins Auto und fuhr zu ihr hin. Die Frau öffnete ihr die Tür, mit triefender Nase und gereizten roten Augen. Sie beklagte sich, zwischen einem heftigen Nießanfall, über einen sehr intensiven Heugeruch, den sie fast nicht aushalten könne, leide sie doch unter einer Pollenallergie, also unter Heuschnupfen.

Automatisches Schreiben, Sprechen und Zeichnen

Legen Sie bei Ihrer täglichen Meditation einen Stift und ein leeres Blatt neben sich und bitten Sie Ihre geistigen Helfer um Unterweisung. Falls in Ihren Gedanken ein Wort oder ein Satz auftaucht, notieren Sie diesen auf Ihrem Blatt und beginnen Sie, sämtliche Ideen, die Ihnen zu diesem Thema einfallen, zu notieren. Lassen Sie Ihren Stift fließen und schreiben Sie alles nieder, was einströmt. Es ist wichtig, nicht zu überlegen, was Sie schreiben, sondern dass Sie gesammelt und in einer empfangenden Haltung bleiben und den Schreibvorgang nicht unterbrechen. Sobald Sie realisieren, dass die Geschwindigkeit der einströmenden Gedanken schneller ist als Ihr Schreibtempo und Sie nicht mehr bewusst wahrnehmen, was Sie niederschreiben, sind Sie im Prozess des automatischen Schreibens. Ich praktiziere diese Übung öfter und versuche, die erhaltenen Informationen in mein Leben zu integrieren. Ich stelle dabei immer wieder fest, dass Wortwahl und Satzbildung beim automatischen Schreiben nicht meinem Schreibstil entsprechen.

In meinen Ausbildungsgruppen überlege ich mir vor einem Übungsabend ein Thema, welches ich vermitteln möchte, und beginne jeweils mit einer Einstimmungsmeditation. Meistens habe ich vorgängig eine Idee über deren Ablauf. Wenn es mir dabei gelingt, in Einklang mit der

Geistigen Welt zu kommen, übermittele ich nur noch die Gedanken, die auftauchen, und das Thema kann sich in eine völlig neue Richtung bewegen. In diesem Zustand befinde ich mich im automatischen Sprechen. Es handelt sich dabei um eine Überschattung, ähnlich derjenigen, welche ich im Kapitel „Geistheilung“ umschrieben habe. Ebenso wie beim automatischen Schreiben, ist es wichtig, immer im Fluss zu bleiben, nicht an den geistigen Wahrheiten zu zweifeln und einfach die erhaltenen Gedanken auszusprechen.

In den Neunzigerjahren organisierte ich mediale Sitzungen in der Schweiz, mit einem Mal-Medium aus England. Sie besaß die Fähigkeit, Verstorbene in Portrait-Form zeichnerisch darzustellen. Ich besitze immer noch eine Portrait-Zeichnung eines Verstorbenen von ihr. Als Beweis für die Echtheit der Abbildung schickte der Kunde, für den die Sitzung bestimmt war, nachträglich ein Foto von dem gezeichneten Mann, welches zu Lebzeiten aufgenommen wurde. Die Zeichnung und das zugesendete Foto sind praktisch identisch!

Automatisches Zeichnen verwende ich als Übungsform in meinen Lerngruppen. In einer Partnerübung gebe ich jeweils ein mit den Konturen eines Körpers bedrucktes Blatt Papier ab. Beide Übungspartner stimmen sich aufeinander ein und versuchen intuitiv, energetische Störfelder des Gegenübers im Körperschema auf dem Blatt einzuzeichnen, ohne sich dabei vorgängig abzusprechen. Es ist wichtig, ohne nachzudenken zu zeichnen und die Hand einfach fließen zu lassen.

Am Ende der Übung besprechen beide gegenseitig ihre Zeichnung und überprüfen so ihre Eingebungen.

TEIL IV

URSACHEN VON KRANKHEITEN UND DEREN GESETZMÄSSIGKEITEN

In den folgenden Kapiteln stelle ich Ihnen zwei Ordnungssysteme sowie die Grundgedanken der chinesischen und ayurvedischen Medizin vor. Neben dem Verständnis der Funktionsweise unserer Energiezentren und unserer feinstofflichen Körper verhalfen sie mir zu einer erweiterten Sichtweise und einem fundierten Wissen über die feinstofflichen Zusammenhänge in unserem Körper. In meiner therapeutischen Arbeit ist das erworbene Wissen, vor allem in der Beratung der Klienten, ausgesprochen hilfreich. Obwohl ich viel Zeit aufgewendet habe, um mir diese Kenntnisse anzueignen, realisiere ich, dass ich trotz allem nur einen kleinen Ausschnitt aus einem großen Bild erfasst habe. Es scheint, je mehr man zu wissen glaubt, desto weniger weiß man.

Müsste ich sämtliche Ursachen von Krankheiten in einem Wort umschreiben, so würde ich den Begriff „Energiemangel" als Grund aller Krankheiten verwenden. Energiemangel ist gleichzusetzen mit einer Abnahme der Lebenskraft oder einem Schritt aus dem Leben. Grundsätzlich kann Energie weder erzeugt noch vernichtet, sondern nur von einer Form in eine andere umgewandelt werden. Verwende ich den Begriff Energiemangel, so beziehe ich mich auf die Abnahme der Lebenskraft. Letztere dient der Aufrechterhaltung unserer physischen Inkarnation.

Unser Alterungsprozess wird durch eine natürliche Abnahme der Lebensenergie eingeleitet. Vorzeitige Abnahme der Lebensenergie setzt einen falschen Umgang mit unserer Lebenskraft voraus. Das bedeutet, dass wir in unserem Verhalten gegen Ordnungsgesetze in der Natur verstoßen. Der Mensch ist Teil einer kosmischen Ordnung. Dieser Plan widerspiegelt sich in der Natur, in der Gesellschaft, aber auch in unseren Körperfunktionen. Hinter allem Sichtbaren können wir eine größere Kraft erkennen, die als Werkzeug dieser Ordnung korrigierend wirksam ist.

Das umfassendste und wahrscheinlich auch älteste Werk, welches diesen Ordnungsplan beschreibt, ist das *Buch der Wandlungen* das „I Ging", welches durch die Weisen der alten chinesischen Hochkultur verfasst wurde.

Die Kraft, die auf uns wirkt, um eine Ordnung wiederherzustellen, können wir auch als *Feld* bezeichnen. Ein System aus der Neuzeit, welches eines dieser Felder sichtbar macht, ist das von Bert Hellinger entwickelte *Familienstellen.* Auf dieses System werde ich noch in einem gesonderten Kapitel eingehen.

Die Erfahrungen im Umgang mit dem Atem und mit dem I Ging, wie auch die Teilnahme an Seminaren mit Bert und Sophie Hellinger, verhalfen mir zu einem besseren Verständnis über Ordnungssysteme und deren Gesetze. Leonore Stapenhorst machte uns immer wieder darauf aufmerksam, dass das I Ging ein Atembuch sei. Durch die vertiefte Atemerfahrung entdeckte sie, dass der im I Ging dargestellte geistige Weg genauso gut über die Bewusstmachung der Realität des Körpers zu finden ist. Daraus erwuchs in ihr die Einsicht, dass beide Wege einander ergänzen mussten. Von denselben Gesetzen ausgehend, gelang es ihr, Schritt für Schritt die Hintergründe des Orakels zu erahnen. So kam sie zu Deutungen, die in allem den ganzen Menschen erfassen und ihm auch Ratschläge geben können, die über das Leibliche tief ins Seelische einzugreifen vermögen.

Bevor ich auf das I Ging näher eingehe, möchte ich eine Zusammenfassung eines kurzen Textausschnitts aus einem Buch von ihr über das I Ging, welches 1983 erschienen ist, wiedergeben.

„Zum I Ging, in welchem das älteste Wissen unserer überschaubaren Geschichte bereit liegt, wird eine fast analoge Antwort durch die Wissenschaft gegeben. Aus dem Buch „Jenseits der Erkenntnis" erfahren wir, dass an einer Reihe von Universitäten, vor allem in Princeton und Pasadena in den USA, sich Tausende von Wissenschaftlern aller Fakultäten zusammengeschlossen haben. Sie nennen sich „Neognostiker" und sagen damit aus, dass sie das alte gnostische Weltbild, ergänzt durch die neuesten wissenschaftlichen Erkenntnisse, bestätigen.

Im Folgenden einige Gedanken und Thesen der Neognostiker:

„Der Stoff, aus dem das Universum besteht, ist geistig.

Der Kosmos tritt in Erscheinung als ein immenser Gedanke – alles ist Bewusstsein.

Um die Gesetze der sozialen Organisation, der Liebe, der Sprache zu verstehen, muss man nach einem gemeinsamen Ursprung, einer Einheit, einer universellen Ordnung suchen.

Das Universum ist ein einheitliches Wesen, ein Lebewesen mit Bewusstsein, das sich auch wie ein lebendes Geschöpf verhält.

Alles, was existiert, Erde, Ozeane, Luft, das Leben, bildet eine einzige Wirklichkeit, eine Lebenseinheit.

Gott ist in uns das organische Leben, die Seele unseres Körpers.

Durch unsere Moleküle leben wir seit Beginn der Schöpfung.

Das Universum besteht aus einem Ganzen, aus Bewusstseinsebenen, die untereinander in Verbindung stehen, sowohl über die Horizontale als auch über die Vertikale."

Diesen Ganzheitsgedanken können wir sowohl im I Ging, als auch im Familienstellen erkennen. Alles strebt zur Ordnung und zum Ausgleich. Wenn wir diese Gesetze erkennen, dann verstehen wir auch die Ursachen von Krankheiten. Jede Krankheit ist ein Ausdruck der geistigen Gesetze, welche sich im Körper manifestieren. Diese Urgesetze streben immer wieder zu einem Ganzen. Sobald wir uns in eine entgegengesetzte Richtung bewegen, greifen sie korrigierend ein.

DAS BUCH DER WANDLUNGEN – „I GING“

Ursprünglich war das I Ging ein Orakelbuch, das auf gewisse Fragen mit Ja und Nein antwortete. Das Ja wurde mit einem geraden Strich, das Nein mit einem geteilten Strich bezeichnet. Aber schon in früher Zeit ging das chinesische Denken über das bloße Orakel hinaus und entwickelte diese einfache Methode weiter, so dass aus ihr ein Weg zum Weltverständnis geworden ist.

Die Geschichte des I Ging

Der Weise Fu Hi begründete ca. 3000 v. Chr. die *Vorweltordnung.* Sie ist ein Abbild für den Schöpfungsplan, in dem alle Kräfte in Harmonie zueinander stehen. Es handelt sich um einen *paradiesischen Zustand.* Zuerst wurde der Raum aufgrund der Beobachtung mittels Himmelsrichtungen in eine klare Struktur unterteilt.

Durch ihre ganzheitliche Wahrnehmung erschauten die Weisen des alten Chinas die Kräfte, die hinter der sichtbaren Erscheinungswelt wirken. Da sie ihren Wesenskern nicht in Wort und Schrift erfassen konnten, verwendeten sie Bilder, um ihren Inhalt darzustellen. So entstanden die acht Urzeichen oder Trigramme. C.G. Jung bezeichnete diese schöpferischen Grundkräfte als Archetypen und Kraftfelder der Seele. Die acht Urbilder werden im Schöpfungsplan so dargestellt, dass sie sich ergänzen und im Gleichgewicht befinden.

Vorweltordnung

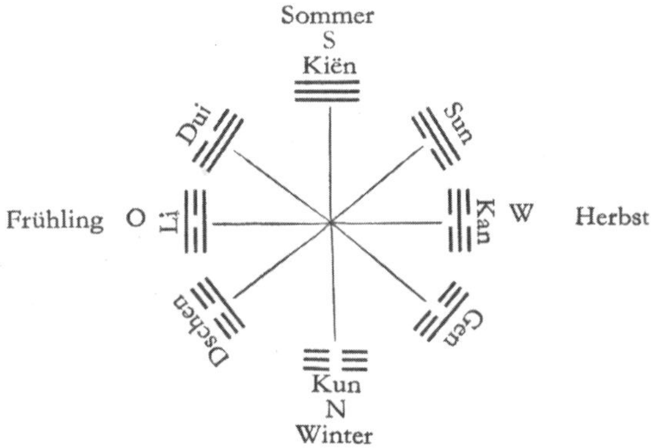

Oben Himmel (Kiën), unten Erde (Kun)

Yin/Yang

Der große Uranfang wurde mit einem Firstbalken (Tai Qi) dargestellt.

Tai Qi (Firstbalken)

Er unterteilte die Welt in ein „Oben" und „Unten" oder auch in Himmel und Erde. In späteren philosophischen Systemen wurde das Tai Qi in Form eines Kreises dargestellt, der in „Licht" und „Dunkel", oder Yin als Repräsentant der Erde und Yang als Repräsentant des Himmels, aufgeteilt wurde.

Tai Qi (Monade)

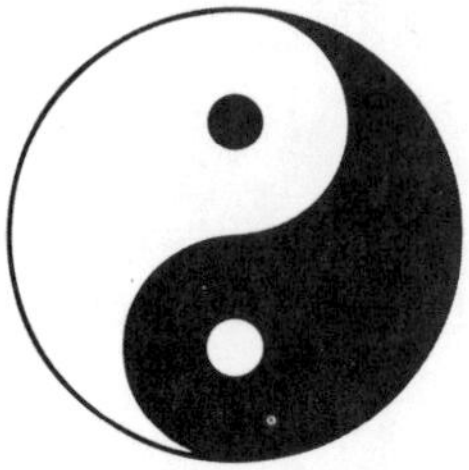

Ein Kreis wird durch eine fließende Bewegung geteilt. Yin und Yang ergänzen einander zu einem Ganzen, dem Kreis als Symbol des Uranfangs oder der Schöpfung. Yin und Yang fördern und hemmen einander, immer mit der Tendenz zur Harmonie und zum Gleichgewicht. Der vollkommene harmonische Zustand existiert, aber immer nur als Durchgangspunkt, nie als Dauerzustand. Leben bedeutet Wandlung und „gehen mit dem Geiste“. Halten wir an etwas fest, so verlieren wir es. Lassen wir es fließen, so kommt es zu uns zurück, wenn es für uns bestimmt ist. Unser gesamtes Energiesystem ist immer in einem Fließgleichgewicht. Um die Gesundheit zu erhalten, dürfen wir nicht statisch bleiben. Wir passen unsere Ernährung und unser Verhalten an die Jahreszeiten an. Wir gehen mit der Zeit und verändern unseren Lebensrhythmus dem Alter entsprechend.

Der weiße Bereich im Tai Qi steht für das Yang, den Himmel, das Oben, das geistig Schöpferische, das Lichte, das Bewusste.

Der schwarze Bereich für das Yin, die Erde, das Unten, das stofflich Empfangende, das Dunkle, das Unbewusste.

Der weiße Punkt im schwarzen Feld (Yin) entspricht dem Yang (Himmel) oder dem männlichen Samen, der in die Erde gesenkt werden muss, wenn er als Form geboren werden soll.

Der schwarze Punkt im weißen Feld (Yang) entspricht der Erde, den lebendigen Formen und Erscheinungen, die erst durch das Licht (Himmel) sich selber bewusst werden.

Der Mensch trägt das Licht oder den Samen der Schöpfung in sich, aber erst durch das Licht wird er sich seiner selbst bewusst.

Yin und Yang, als die beiden Urprinzipien, werden mit den folgenden Strichsymbolen beschrieben.

Yang entspricht in seiner Urbedeutung dem männlichen, geradlinigen, vorwärtsstrebenden und eindringenden Prinzip (männlicher Samen) und wird durch einen ganzen Strich dargestellt

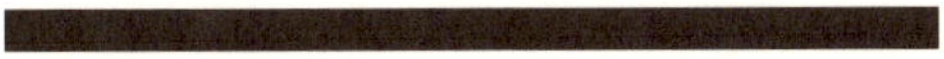

Yin entspricht dem weiblichen, sich öffnenden und schließenden Prinzip (weibliches Ei), welches den männlichen Samen in sich aufnimmt und durch einen geteilten Strich dargestellt wird.

Dem Yin und Yang als Ur-Paar entsprechen in der geometrischen Symbolik das Quadrat (Erde) und der Kreis (Himmel). Schutzwälle und Palastgrundmauern besaßen im alten China eine quadratische, das Palastdach eine runde Form. Unterbau und Dach wurden durch acht Pfeiler verbunden, die Himmel und Erde zueinander in Beziehung brachten. Die acht Pfeiler repräsentierten die acht Urkräfte, welche Himmel und Erde miteinander verbinden.

Jedes dieser acht Urzeichen wird durch drei Striche (Yin/Yang) aufgebaut und ergibt so ein Trigramm. Die drei Striche im Trigramm symbolisieren von unten nach oben den Menschen als Körper, Seele und Geist. Jedes der acht Urzeichen repräsentiert eine seelische Grundeigenschaft, und deren Inhalt wird in Form von acht Naturbildern übermittelt. Ein hierarchisches Ordnungsgefüge entsteht durch die Zuordnung der einzelnen Zeichen an ein Familienmitglied mit Vater, Mutter, drei Söhnen und drei Töchtern. Jedes Mitglied erfüllt seine Aufgabe und dient dem Ganzen.

Die acht Trigramme und deren Eigenschafen

Kiën/Der Himmel

Das Schöpferische. Der Himmel. Der Vater
Das Männliche, das Geistige, das Lichte, das Aktive, der Samen, die Kraft

Dschen/Der Donner

Das Erregende. Der Donner. 1. Sohn
Wille zur Tat, Anfang, Erscheinung, Erschütterung, Bewegung, Impuls

Kan/Das Wasser

Das Abgründige. Das Wasser. 2. Sohn
Die Gefahr: Sie entsteht durch das Wasser des Abgrundes.
Die Gründlichkeit: Das Wasser füllt jede Vertiefung aus.
Der Lebensquell
Durch die „Durchquerung des großen Wassers (I Ging Text) kann der Mensch einen Reifeprozess zum ganzen Menschen vollziehen. Das Wasser entspricht der weiblichen Psyche.

Ein Yang-Strich, eingeschlossen zwischen zwei Yin-Strichen. Dies entspricht dem in der Materie verborgenen Licht.

Gen/Der Berg

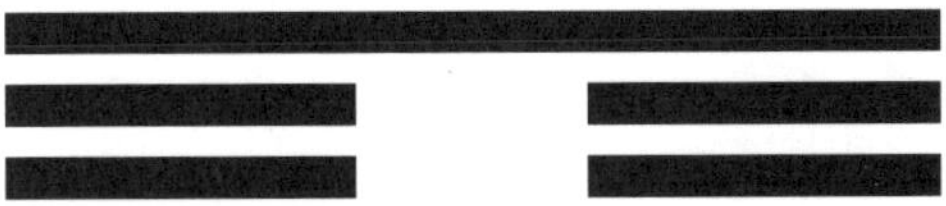

Das Stillehalten. Der Berg. 3. Sohn
Der Berg galt in China als Lebensquell mit seinen Wäldern, Pflanzen, Tieren, Seen und Quellen. Dies entspricht nicht unserer Vorstellung der steilen felsigen Berge.
Er bedeutet Innehalten, Festhalten, Zähmen. In seiner negativen Form wird er zum felsigen und steinigen Berg und verkörpert dann Starrheit, Sturheit, Versteinerung oder Verhärtung.
Der Berg ist Repräsentant des Himmels auf Erden und daher Hüter der Ordnung und des Gesetzes.

Kun/Die Erde

Das Empfangende. Die Erde. Die Mutter
Das Weibliche, das Leib-Seelische, das Stoffliche, die Materie, der Körper, der Raum, das Dunkle, das Passive

Sun/Der Wind

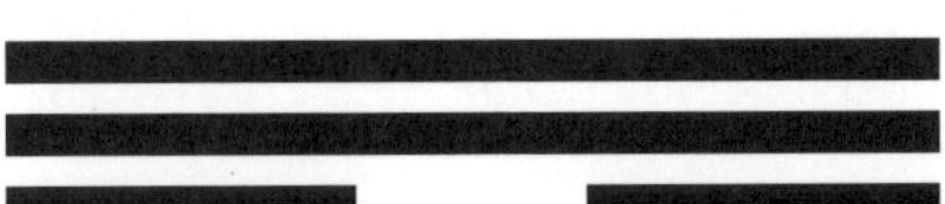

Das Sanfte. Der Wind. 1. Tochter
Das Eindringende, die sanfte Durchsetzungskraft, die beharrliche Wirkung, das Pflanzliche, die verbindende Kraft

Li/Das Feuer

Das Haftende. Das Feuer. 2. Tochter
Zwei Yang Striche haften an einem Yin-Strich. Das Feuer (Yang) haftet an der Materie (Yin). Li bedeutet das „Ich“ des Menschen. Bewusstsein und Klarheit.

Dui/Der See

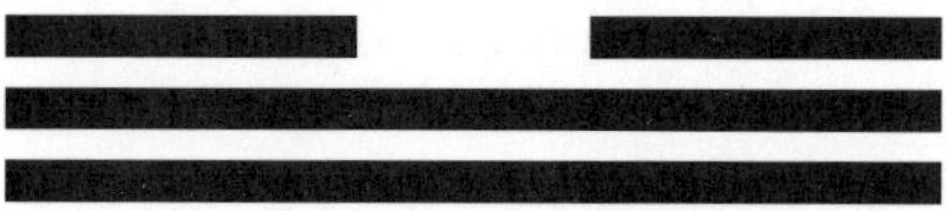

Das Heitere. Der See. 3. Tochter
Die Freude, die Gelassenheit, Zeit der Ernte, Tagesabschluss, aber auch die Stagnation oder der Sumpf in seiner negativen Form.

Innerweltordnung

Etwa 1150 v. Chr. wurde die *Innerweltordnung* durch König Wen gegründet. Er verfasste die Hauptkommentare des I Ging während seiner Gefangenschaft am Hof des Tyrannen Dschou Li. Sein Sohn verfasste die Kommentare zu den einzelnen Linien der Zeichen.

Die Innerweltordnung beschreibt die Umsetzung der kosmischen Urordnung (Vorweltordnung) in die dynamische Ordnung der Erscheinungswelt. Die Innerweltordnung ist gleichzusetzen mit der Welt, die wir wahrnehmen.

Das I Ging ist eine Zusammenfassung mündlich überlieferten Wissen, welches um 1100 v. Chr. in Buchform niedergeschrieben wurde. Es haben daran viele weise Menschen gearbeitet. Vor allem Meister Kung, aber auch der Taoismus haben das Werk geprägt. Das „Buch der Wandlungen“ ist ein konzentrierter Auszug aus dem immensen Werk, an dem zahllose Kommentatoren durch die Zeiten hinweg gearbeitet haben.

Richard Willhelm ist es zu verdanken, dass eine Auswahl der Texte und Kommentare ins Deutsche übersetzt wurde und als Buch im Diederichs Verlag erschien. Er kam als Missionar nach China und ist bereichert von dort zurückgekommen. Er fand die Synthese zwischen den Wahrheiten des Christentums und den ewig gültigen Gesetzen, die im I Ging ihren Ausdruck finden.

Grundsätzlich sind die Zeitangaben ungenau, da im alten China die Zeit nicht in Jahren, sondern in Dynastien berechnet wurde. Vermutlich reicht der Ursprung des I Ging noch weiter zurück, da zum Beispiel die Namen der acht Urzeichen nicht in der chinesischen Sprache vorkommen, sondern wahrscheinlich aus einer noch älteren Kultur stammen.

Im I Ging wird der Inhalt der Urbilder in einem dynamischen Ablauf folgendermaßen beschrieben.

Wenn wir uns dieses Textes bewusst werden, so beginnen wir den Rhythmus und die Ordnung der Erscheinungswelt zu erfassen. Alles im Leben hat einen Anfang, ein Wachstum, einen Höhepunkt, ein Abnehmen und ein Ende. Dies gilt für unser Leben, unseren Atem, unsere Beziehungen und Arbeitssituationen, die Umsetzung von Ideen, für Geschäftssituationen und noch vieles mehr. Alles Sichtbare schwingt in diesem Rhythmus. Erkranken wir, so haben wir diesen Rhythmus in uns verloren und sind nicht mehr an die allumfassende Ordnung angeschlossen.

Betrachten wir die Weltsituation mit all den Konflikten, Klimaveränderungen, Naturkatastrophen und der global verbreiteten Armut, so erkennen wir, dass wir uns als Menschheit von dieser Ordnung abgeschnitten haben. Die kosmischen Gesetze können aber nicht überlistet werden. Sie sind auch ohne unser Bewusstsein wirksam und suchen den Ausgleich. Für uns stellt sich in jeder Lebenssituation die Frage: „Verbinden wir uns mit dieser Ordnung, indem wir auf unsere Intuition hören und mit der natürlichen Bewegung des Lebens mitgehen, oder entscheiden wir mit der Stimme unseres Ego und bringen so Disharmonie in unser Leben und unsere Welt?"

Jede unserer persönlichen Entscheidungen, die im Dienste der kosmischen Gesetze steht, ist unser Beitrag an die gesamte sichtbare Erscheinungswelt für die Rückbesinnung auf diese Ordnungsgesetze.

I Ging Text:

Gott tritt hervor im Zeichen des Erregenden
Das Erregende wird dem Donner (Dschen), dem Frühling, zugeordnet. Dabei handelt es sich um eine tiefe Erschütterung. Es ist die Kraft, die ein Same in der Erde freisetzt und die ihn zum Keimen bringt. Es ist die Geburt eines Menschen oder einer Idee, die aus dem Unbewussten zur Realisierung drängt.

Er macht alles völlig im Zeichen
Das Sanfte (Sun) entspricht dem Spätfrühling. Durch das sanfte, eindringende Prinzip wird die Form beseelt und tritt langsam in ihre vollständige Erscheinung. Es entspricht dem Einatmen-Atem, der sich langsam im Körper ausbreitet und durch den wir uns als Ganzes erfahren.

Er lässt die Geschöpfe einander erblicken im Zeichen des Haftenden
Das Haftende (Li) entspricht dem Licht und dem Sommer. Es ist das Zeichen der Bewusstwerdung des eigenen Ichs. Dadurch entsteht die Möglichkeit zur Begegnung mit dem Du.

Er lässt sie einander dienen im Zeichen des Empfangenden
Das Empfangende (Kun) entspricht der Erde und dem Spätsommer. Es ist die Zeit der Arbeit, die nicht mehr nur auf das Ich bezogen ist, sondern sich auf die Gemeinschaft ausrichtet. Eine ausgereifte Idee wird in die Tat umgesetzt. Seht sie im Einklang mit der Ordnung, so dient sie dem Ganzen.

Er erfreut sich im Zeichen des Heiteren
Das Heitere (Dui) entspricht dem See und dem Herbst. Es ist die Zeit nach vollbrachter Ernte oder am Ende eines Tagwerkes. Man sitzt zusammen und tauscht sich gegenseitig aus, genießt und feiert.

Er kämpft im Zeichen des Schöpferischen

Das Schöpferische (Kiën) entspricht dem Himmel und dem Spätherbst. Er ist der Hüter der Schwelle, der von uns eine Entscheidung über das, was wir nach vollbrachter Arbeit, als neuen Samen oder neue Idee, in den nächsten Zyklus mitnehmen möchten.

Er müht sich im Zeichen des Abgründigen

Das Abgründige (Kan) entspricht dem Wasser und dem Winter. Es repräsentiert unser Unterbewusstsein und entspricht dem lunaren Prozess, welcher in den tiefsten Schichten unserer Persönlichkeit stattfindet. Der neue Samen ringt um seine Ausgestaltung. Das Licht ist noch eingeschlossen im Dunkeln und benötigt seine Zeit.

Er vollendet sie im Zeichen des Stillehaltens

Das Stillehalten (Gen) entspricht dem Berg, dem Vorfrühling oder Spätwinter. Es handelt sich um eine Zeit der Vorbereitung und des Reifens. Dem Samen fließt ein großer Kraftstrom zu, um ihn für seine neue Aufgabe vorzubereiten.

Wenn es uns gelingt, diesen Rhythmus in unser Leben einzubauen, dann werden wir handlungsfähig. Wir geben uns genügend Zeit, um eine Idee ausreifen zu lassen, so dass auch die Kraft und das Durchhaltevermögen vorhanden sind, um sie in die Tat umzusetzen. Wir anerkennen, was wir geleistet haben, und teilen unseren Erfolg mit unseren Mitmenschen. Wir erneuern uns immer wieder von Grund auf. So bleiben wir nicht starr, sondern sind laufend in einem Wandlungsprozess. Wir wachsen und streben dem Ganzen zu.

Die 64 Hexagramme des I Ging

Innerhalb eines Trigramms herrscht keine Spannung. Aus Sicht des chinesischen Modells von Yin und Yang besteht in sämtlichen Situationen der sichtbaren Welt eine Polarität zwischen diesen beiden Kräften. Um den Inhalt einer Situation mit Hilfe der acht Urkräfte darzustellen, wurden die Trigramme verdoppelt, und es entstanden die Hexagramme.

Durch die Kombination der acht Grundkräfte miteinander entstehen 8 x 8 Möglichkeiten. Diese ergeben die 64 Hexagramme des I Ging.

Jeder einzelne Strich innerhalb eines Hexagramms ist zusätzlich wandelbar. Dadurch ergeben sich 4096 Situationen (64 x 64 Möglichkeiten). Durch ihre bildhafte Symbolik können sie auf sämtliche Lebenssituationen angewendet werden. Seien diese persönlich, familiär oder gesellschaftlich.

Strichbenennung in einem Hexagramm

Jeder Strich eines Hexagramms wird als Platz bezeichnet, wobei von unten nach oben gezählt wird. Die beiden untersten Striche (1. und 2. Platz) entsprechen der physischen Ebene des Menschen. Die mittleren zwei Striche (3. und 4. Platz) stehen für das Seelische und die obersten zwei Striche (5. und 6. Platz) für das Geistige im Menschen.

6. Platz — Das Geistige
5. Platz
4. Platz
3. Platz — Das Seelische
2. Platz
1. Platz — Das Physische

Bedeutung der Plätze

6. Platz: Platz des geistigen Menschen
Scheitel-Chakra

5. Platz: Platz des Herrschers, des Königs
Intuition, Klarsicht, Übersicht
Hals- und Stirn-Chakra

4. Platz: Herzebene, unpersönliche Liebe
Herz-Chakra

3. Platz: Emotionale Ebene

Dieser Platz ist am gefährdetsten, da er oft zwischen der körperlichen und geistigen Ebene schwankt.
Gratwanderung zwischen übersteigertem Selbstbewusstsein und sich minderwertig fühlen.
Sonnengeflecht, Solarplexus-Chakra

2. Platz: Instinktsphäre
Hara oder Sakral-Chakra

1. Platz: Urtriebsphäre, lebensnotwendige Antriebskräfte
Basis-Chakra

Ein Trigramm repräsentiert den Menschen als Ganzes. Erstaunlicherweise gibt es Übereinstimmungen zwischen dem genetischen Code des Menschen und dem I Ging.

Im Buch von Martin Schönberger „Verborgener Schlüssel zum Leben – Weltformel I Ging im Genetischen Code“ werden diese beschrieben. Der Code besteht wie ein Hexagramm aus drei Strichpaaren, die zusammen ein Bild ergeben. Sowohl die Anzahl der I Ging-Zeichen als auch die Möglichkeit zur Wandlung stimmen mit dem genetischen Code überein. Die Möglichkeit zur Wandlung im genetischen Code bezeichnet man als Mutation.

Schafgarbenorakel

Nach C.G. Jung beruht die Technik des Orakellegens auf dem System der Synchronizität zwischen äußeren Ereignissen und einem gleichzeitigen seelischen Vorgang im Menschen (Mikrokosmos gleich Makrokosmos). Dem I Ging liegt eine gesetzmäßige Ordnung zugrunde, deren Inhalt durch Bilder dargestellt wird, und wie in der Nummerologie lassen sich Bilder in Zahlen erfassen.

Mit Hilfe des Schafgarbenorakels werden seelische Inhalte in Zahlen übersetzt, welche jeweils einem Naturbild oder Hexagramm aus dem I Ging entsprechen. Die auf eine Frage entsprechende Antwort in Form eines Hexagramms dient durch seinen bildhaften Inhalt als Gleichnis, um die Frage zu beantworten.

Durch die Interpretation eines gelegten Hexagramms auf eine gestellte Frage erhält man eine Standortbestimmung oder die Entwicklungstendenz in Bezug auf die erfragte Lebenssituation.

Für den Vorgang des Orakellegens sollte man sich genügend Zeit nehmen und entsprechend vorbereiten. Je klarer die Frage gestellt wird und je besser man sich vor einer Fragestellung sammelt, desto deutlicher erhält man die Antwort.

In dieser gesammelten Haltung sind wir in direkter Verbindung mit unserer Intuition, und somit entspricht die Antwort des I Ging in den meisten Fällen Ihrem persönlichen Empfinden.

Wollen wir aber in einer Frage etwas erzwingen, so deckt sich die Antwort selten mit Ihrer eigenen Vorstellung. Die Antworten des I Ging richten sich nicht nach dem Ego, sondern nehmen immer Bezug auf die geistigen Gesetze und das große Ganze.

In den meisten Fällen können Sie durch eine bewusste Betrachtung einer Situation noch Korrekturen durchführen. Diese werden Ihnen in Form der Betonung (Wandlung) der einzelnen Plätze umschrieben.

Ein Zeichen, welches dies besonders verdeutlicht, ist „Die Arbeit am Verdorbenen“, Zeichen Nummer 18.

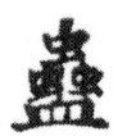

18. GU / DIE ARBEIT AM VERDORBENEN

oben Gen, das Stillehalten, der Berg

unten Sun, das Sanfte, der Wind

So heißt es im Text zum Urteil: „Was durch Schuld von Menschen verdorbenen ist, kann durch Arbeit von Menschen wiedergutgemacht werden. Es ist nicht unabänderliches Geschick, wie während der Stockungszeit, sondern eine Folge von Missbrauch der menschlichen Freiheit, was den Zustand des Verderbens herbeigeführt hat. Deshalb ist die Arbeit an der Besserung aussichtsvoll, weil sie im Einklang mit den

Möglichkeiten der Zeit steht. Nur darf man vor der Arbeit und Gefahr nicht zurückschrecken, sondern muss energisch zugreifen..."

Es gibt aber Situationen, in denen wir keine Ausweichmöglichkeit mehr haben und den Prozess der schmerzhaften Erfahrung durchleben müssen.

Dies sehen wir im Zeichen Nummer 23 „Die Zersplitterung".

剝

23. BO / DIE ZERSPLITTERUNG

oben Gen, das Stillehalten, der Berg

unten Kun, das Empfangende, die Erde

Im Text zum Bild heißt es: „Der Berg ruht auf der Erde. Wenn er steil und schmal ist und keine breite Grundlage hat, so muss er einstürzen. Nur dadurch, dass er breit und groß sich auf der Erde erhebt, nicht stolz und steil, ist seine Stellung gesichert…"

Hier sind wir zu stolz und haben den Kontakt zu unserem Volk und zur Erde verloren. Der oberste Yang-Strich ist isoliert und nicht mehr in Verbindung nach unten. In einer erfragten Situation verhalten wir uns vielleicht eigenwillig und haben die Verbindung zu unserem Körper sowie unseren seelischen Ebenen verloren. Fahren wir mit unserem Verhalten fort, so wird unser „Bett" zersplittert. Wir können die fortschreitende Zersplitterung in den Texten zu den einzelnen Linien lesen.

So heißt es zum Yin auf 1. Platz: „Das Bett wird zersplittert am Bein. Die Beharrlichen werden vernichtet" und beim Yin auf 2. Platz: „Das Bett wird zersplittert am Rand. Die Beharrlichen werden vernichtet."

Nehmen wir dieses Zeichen als Antwort auf eine erfragte Krankheitssituation, so erfolgt im Text eine letzte Warnung. Fahren wir mit unserem Tun fort und überschreiten die Grenzen, erleiden wir einen Zusammenbruch.

Im Zeichen 37 „Die Sippe“ weist das I Ging auf die zentrale Bedeutung einer intakten Sippe als Grundlage für eine intakte Gesellschaft hin.

家人

37. GIA JEN / DIE SIPPE

䷤

oben Sun, das Sanfte, der Wind

unten Li, das Haftende, das Feuer

Im Text zum Urteil heißt es: „Die Grundlage der Sippe ist die Beziehung von Gatte und Gattin. Das Band, das die Sippe zusammenhält, liegt in der Treue und Beharrlichkeit der Frau… In der Sippe bedarf es der festen Autorität: Das sind die Eltern. Wenn der Vater wirklich Vater ist und der Sohn Sohn, wenn der ältere Bruder seinen Platz als älterer Bruder ausfüllt und der jüngere seinen Platz als jüngerer Bruder, wenn der Gatte wirklich Gatte ist und die Gattin Gattin, dann ist die Sippe in Ordnung. Ist die Sippe in Ordnung, so kommen die ganzen Gesellschaftsbeziehungen der Menschheit in Ordnung. “

In diesem Zeichen findet die hierarchische Gliederung der kosmischen Ordnung anhand der Sippe ihren Ausdruck. Bert Hellinger hat dieses Ordnungssystem erkannt und – mithilfe des Familienstellens – sichtbar gemacht. Wir finden große Parallelen zwischen dem jahrtausendealten Wissen des I Ging und den neuzeitlichen Erkenntnissen des Familienstellens.

DAS GEISTIGE FAMILIENSTELLEN

In den letzten Jahren besuchte ich Seminare von Bert und Sophie Hellinger. Ich suchte einen Weg, um meine innere Haltung im Heilvorgang zu vertiefen und spürte, dass die Teilnahme an den „Familienaufstellungen" mich auf meinem Weg unterstützte. In der Heilungsarbeit erfahre ich mich als Instrument der Geistigen Welt. Aus einer gesammelten Haltung lasse ich mich von der geistigen Kraft führen und werde durch diese geistige Bewegung zum Stellvertreter für meinen Geistführer. Diese geistigen Bewegungen beschränken sich aber nicht nur auf die Heilbehandlungen, ich erfahre sie auch ständig im Alltag.

Wie schon vorgängig beschrieben, unterliegen wir alle dem Einfluss von geistigen Feldern. Sie wirken meist unbewusst auf uns und prägen unsere Entscheidungen, die wir im Leben treffen. Bert Hellinger hat mit dem Familienstellen eine Lebenshilfe-Methode entwickelt, welche das Feld unserer Ahnen sichtbar macht. Für diejenigen Leser, die sich fundiert mit dem Familienstellen auseinandergesetzt haben, möchte ich betonen, dass ich hier meine persönlichen Erfahrungen mit dieser Arbeit wiedergebe. Meine Erkenntnisse sind gefiltert durch meine subjektive Wahrnehmung, und ich erhebe natürlich keinen Anspruch auf die ultimative Wahrheit. Wir bewegen uns in unseren eigenen Feldern, und diese limitieren unsere Wahrnehmung.

Sämtliches erarbeitetes Wissen kommt nicht aus mir, sondern ich habe es übernommen. Oder es wurde mir geschenkt: Von meinen Lehrern, Dozenten, aus Büchern, modernen Medien, im Austausch mit Gleichgesinnten. Manchmal wird mir auch ein kleines Bruchstück des Universellen Wissens anvertraut. Wir lernen nichts Neues. Alles Wissen besteht seit Anbeginn der Schöpfung und wird auch ewig fortbestehen. Unsere Aufgabe liegt darin, dieses Wissen ins Bewusstsein zu bringen.

Im Sinne des I Ging wird das Wissen im Zeichen Kein (Himmel) gefiltert. Im Zeichen Kan (Wasser) und Gen (Berg) lassen wir es reifen, im Zeichen Dschen (Donner) und Sun (Wind) bringen wir es ans Licht und ins Bewusstsein, und in den Zeichen Li (Feuer) und Kun (Erde) geben wir es weiter. Wir feiern unser Schaffen mit Freunden und Gleichgesinnten im Zeichen Dui (See) und beginnen den Kreislauf wieder von neuem. Durch die Weitergabe unserer Erkenntnisse bleiben wir in der Bewegung und im Wandel. Es findet keine Stagnation statt, und neues Wissen kann in und durch uns strömen. Sämtliche Erfahrungen und Erkenntnisse durchlaufen unseren persönlichen Filter (Kiën), welcher geprägt ist durch unsere Lebenserfahrung. Aus diesem Grund kann ich mir gut vorstellen, dass ein Leser nicht immer mit allem, was ich in diesem Buch schreibe, einverstanden ist. Trotzdem hoffe ich, dass ich Ihnen die Essenz des Geistheilens mit sämtlichen darin enthaltenen Aspekten vermitteln kann.

In seinen Seminaren spricht Bert Hellinger von *drei Gewissen,* denen wir ausgesetzt sind. Das erste Gewissen, unser persönliches Gewissen, fühlen wir täglich in Form von Schuld oder Unschuld. Ich habe in meinem gesamten bisherigen Leben mein persönliches Gewissen als sehr prägend erfahren. Vermutlich wirken – durch das persönliche Gewissen – die Einflüsse unserer vergangenen Leben (Karma) sowie unserer frühesten Kindheitserfahrungen auf unseren Alltag ein. So erlebt jeder Mensch seine individuell gefärbte Welt von Schuld oder Unschuld. Ich beziehe mich hier nicht auf die Schuld, die wir erfahren, wenn wir gegen die Grundregeln des gesellschaftlichen Zusammenlebens verstoßen, sondern die alltäglichen Schuldgefühle, denen wir ausgesetzt sind. Zum Beispiel das Gefühl der Schuld, wenn wir in einer Prüfung versagen oder den Ansprüchen unseres Partners nicht genügen.

Das zweite, das kollektive Gewissen fühlen wir nicht direkt. Es wirkt unbewusst und zeigt sich in Verstrickungen. Das kollektive Gewissen schaut über Generationen auf die ganze Sippe. Es ist eine Kraft, die für den Ausgleich sorgt, wenn die Ordnung im System nicht mehr stimmt; und es schützt die eigene Sippe. Die Auswirkungen dieses Gewissens erleben wir täglich. Wir beenden eine Beziehung, aber werden in der nächsten Beziehung wieder mit den gleichen Themen konfrontiert.

Wir sind nicht zufrieden mit unserem Chef und wechseln unsere Arbeitsstelle. Im neuen Job sind wir vielleicht mit unserem Vorgesetzten zufrieden, aber wir haben dieselben Schwierigkeiten wie mit dem vorherigen Chef, dieses Mal aber mit einem Mitarbeiter.

In einem Zeichen des I Ging heißt es: „Man kann die Stadt wechseln, aber nicht den Brunnen."

Auch wenn wir uns äußerlich verändern, nehmen wir uns mit all unseren Verhaltensmustern und Zwängen mit. Wir ändern nur den Rahmen und die Umgebung eines Bildes, bleiben aber trotzdem wir selber.

Das kollektive Gewissen wirkt auch im Großen und kann sehr rücksichtslos sein. Es werden Attentate verübt und Kriege geführt, um die eigene Gruppe zu rechtfertigen. Das Mitgefühl beschränkt sich nur auf die eigene Gruppe und kann zur Nachbarsgruppe rücksichtslos sein.

Familienfehden und Blutrache waren, oder sind es leider noch immer, in einigen Kulturen ein direkter Ausdruck dieses Gewissens.

Die dritte Form des Gewissens, das geistige Gewissen, ist eine übergeordnete Kraft, welche auf das Wohl aller schaut. Dieses Gewissen erlebe ich als dieselbe Kraft, mit der ich mich beim Geistheilen verbinde. Diese Kraft oder dieses Feld, welches in der Heilungsarbeit, mithilfe des Geistführers, durch den Behandler wirkt, ist eine schöpferische Bewegung zum Ganzen hin. Diese Kraft ist wertfrei und macht keine Unterschiede. Das geistige Gewissen führt uns dahin zurück, dass wir Mitgefühl zu allen haben. Es handelt sich um eine übergeordnete Kraft, welche losgelöst ist von den Verstrickungen der Menschheit. Diese Kraft ist die universelle Bewegung, welche allem Sichtbaren zugrunde liegt. Im I Ging würden wir sie als *Vorweltordnung* bezeichnen.

Das Geistheilen ist ein erfüllender Weg, um sich mit der geistigen Bewegung zu verbinden. Den größten Teil unseres Lebens werden wir vom kollektiven Gewissen in die Pflicht genommen. Wenn es uns gelingt, die mitfühlende Bewegung des Heilens, die allem gleichermaßen zugewendet ist, vermehrt in unserem Alltag zu leben, dann befinden wir uns mit der Bewegung des Geistes oder mit unserem dritten Gewissen in Einklang und werden frei von Verstrickungen.

Bert Hellinger erkannte in seiner langjährigen Arbeit die drei Bereiche: „Ausgleich, Ordnung und Zugehörigkeit." Sie bilden die grundlegende Ordnung im Familiensystem.

Der Ausgleich

Ein positiver Ausgleich bedeutet einen Austausch in Liebe. Wir geben mehr. Wenn dieser Austausch in einer Paarbeziehung gelingt, so wird sie reicher. Wenn wir geben, gibt der andere zurück – und die Beziehung vertieft sich.

Wenn jemand dem anderen etwas Böses antut, gibt es einen Ausgleich, indem ihm etwas Böses angetan wird.

In der Paarbeziehung entspricht dies dem *Rosenkrieg*. Je mehr sie sich gegenseitig antun, desto stärker wird die Bindung im Negativen. Falls eine Trennung im Streit vollzogen wird, bleibt die Bindung über die Trennung hinaus im Negativen bestehen, und das getrennte Paar bleibt gefangen in seiner gegenseitigen Verstrickung. Sie sind nicht frei für eine neue Beziehung. Wenn es den beiden Partnern aber gelingt, sich in ihrem Zorn etwas zu zügeln, spürt das jeder von beiden. Dies mobilisiert die Liebe und gegenseitige Achtung in ihnen, und sie können sich aus der Verstrickung befreien. Wir achten das Vergangene, um freizuwerden für das Zukünftige.

Dieser Ausgleich im Negativen kann auf verschiedenen Ebenen stattfinden. Verlassen wir eine Stelle ohne gegenseitige Anerkennung für die geleisteten Dienste, bleiben wir verstrickt und werden nicht frei für das Neue.

Erwerben wir unrechtmäßig ein Haus, so kann der Ausgleich in den kommenden Generationen erfolgen. Das kollektive Gewissen sucht einen Ausgleich, indem vielleicht ein Nachkomme stellvertretend einen Verlust erleidet.

In diesem Zusammenhang stellt sich mir die Frage, in welcher Form ein Ausgleich stattfinden wird, wenn reiche Industrieländer die Bodenschätze von armen Entwicklungsländern ausbeuten. Findet auch hier ein Ausgleich statt? Das kollektive Gewissen wirkt nicht nur auf die Familie. Es wirkt ebenso auf Gruppen und Länder, aber auch auf Großkonzerne, die profitorientiert den Arbeitswert nicht achten und die Regeln des positiven Ausgleichs nicht befolgen. Wenn wir wachsam werden, können wir diesen Ausgleich im Weltgeschehen erahnen.

Die (Rang)-Ordnung

Durch die Erfahrung im Umgang mit dem I Ging kann ich das von Bert Hellinger postulierte Ordnungsprinzip der Rangordnung nachvollziehen. Erst durch Gespräche mit Teilnehmern und Artikeln aus dem Internet wurde mir bewusst, dass gerade dieses Prinzip für viele Menschen oder Gruppierungen umstritten ist. Ein Ordnungssystem mit einer hierarchischen Gliederung ist in der heutigen Zeit schwer zu akzeptieren. Die Gründe liegen wahrscheinlich in einem Missbrauch dieses Prinzips durch den Menschen. In der Geistigen Hierarchie hat jedes Mitglied seinen Platz und dient dem Ganzen. Keiner ist weniger wert oder besser als der andere. Ein Chef, der mit diesem Ordnungsprinzip führt, gibt seinen Angestellten die richtige Wertschätzung. In einer Paarbeziehung gibt es kein Gefälle, sondern eine gegenseitige Achtung ohne Unterdrückung. Jeder erfüllt seine Aufgabe und seine Pflichten im Dienste der Familie. Es gibt aber unterschiedliche Rechte und Pflichten. Nach Bert Hellinger hat derjenige, der zuerst kommt, Vorrang vor dem, der nach ihm folgt. Wie können wir dieses Ordnungsgesetz erkennen oder achten?

Bei Eltern mit mehreren Kindern ist es normalerweise so, dass der älteste Sohn mehr Rechte besitzt als der jüngste. Er darf zum Beispiel länger aufbleiben, andere Filme schauen und später nach Hause kommen als seine jüngeren Geschwister. Er verfügt aber nicht nur über mehr Rechte, sondern sollte auch seinem Alter entsprechend mehr Pflichten übernehmen.

Wird das jüngste Kind bevorzugt behandelt, so kommt es zum Streit, und die Ordnung zerfällt.

Wenn Kinder nicht ihren natürlichen Platz einnehmen, gerät ihr System aus den Fugen. Dies kann auch unbewusst geschehen. Erleidet die Frau nach ihrem ersten Kind in der zweiten Schwangerschaft einen Abort, so wird das nächstgeborene Kind nicht das zweite Kind, sondern das Drittgeborene sein.

Nimmt das drittgeborene Kind den Platz des verlorenen Zweitgeborenen ein und wird es auch als zweitgeborenes anerkannt, so ist das Kind nicht an seinem richtigen Platz.

Die Folgen treten unbewusst ein. Das kollektive Gewissen wirkt in die Familie und auf das Kind. Dies kann sich auf verschiedene Art und Weise äußern. Vielleicht verhält es sich störrisch oder ist ständig getrieben und unruhig? Ich kann nicht beurteilen, in welcher Art und Weise sich der Einfluss des kollektiven Gewissens auf ein Kind äußert. Aus meiner persönlichen Erfahrung kann ich aber sagen, dass die Achtung und Anerkennung des verlorenen Kindes sowie die Zuordnung des richtigen Platzes für das zweite Kind zu einer sofort spürbaren Harmonisierung in unserem eigenen Familiensystem führte.

Wenn Sie ein Geschäft besitzen und einen neuen Bereich dazunehmen möchten, dann besitzt das Stammgeschäft, aufgrund dieses geistigen Gesetzes, Vorrang vor dem neuen Geschäftszweig. Wir geben dem Stammgeschäft Vorrang, indem wir es in Dankbarkeit anerkennen. Durch diese Anerkennung wird auch der neue Geschäftszweig erfolgreich.

Besitzen wir einen Bauernhof und suchen eine Nachfolgeregelung, so sollten wir zuerst den ältesten Sohn fragen, ob er den Hof übernehmen möchte. Falls er ablehnt, kann der zweitälteste den Sohn übernehmen, und erst wenn dieser den Hof ausschlägt, geht er an den dritten Sohn.

Betrachten wir die Situationen in den Großkonzernen, so sehen wir, dass dieses Ordnungsgesetz oft missachtet wird. Älteren, erfahrenen Chefs werden junge Führungskräfte, frisch von der Uni, vor die Nase gesetzt. Diese missachten oft die Leistungen ihrer Vorgänger, und es fehlt ihnen der Bezug zu den Angestellten. So erleben wir das Ausbluten vieler traditioneller Betriebe mit all den negativen Folgen für ihre Angestellten.

Missachten wir selber die Rangordnung in unserer Familie, indem wir uns über die Eltern stellen, scheitern wir früher oder später im Leben. Dieser Satz ist für mich fundamental. Nach der Erkenntnis von Bert Hellinger ist eine gute Elternbeziehung die Basis für ein erfülltes Leben. Der geschäftliche Erfolg steht dabei in einem engen Zusammenhang mit der Beziehung zur Mutter. Unsere Mutter ist stellvertretend für die Lebenskraft. Sie hat uns unser Leben geschenkt. Missachten wir unsere Mutter, so schneiden wir uns von unserer Lebenskraft ab. Aus meiner persönlichen Erfahrung kann ich diese Aussage bestätigen. Seit ich damit begonnen habe, meiner Mutter die verdiente Achtung und Ehre zu erweisen, fällt mir meine Arbeit leichter, und alles verläuft harmonischer.

Wenn wir uns mit den energetischen Organfunktionen auseinandersetzen, so ist uns das hierarchische Prinzip wahrscheinlich bekannt. Jedes Organ ist ein Bestandteil eines Ganzen mit seinen spezifischen feinstofflichen Aufgaben. In der Lehre der „Fünf Elemente" in der Traditionellen Chinesischen Medizin treten diese Zusammenhänge deutlich zutage.

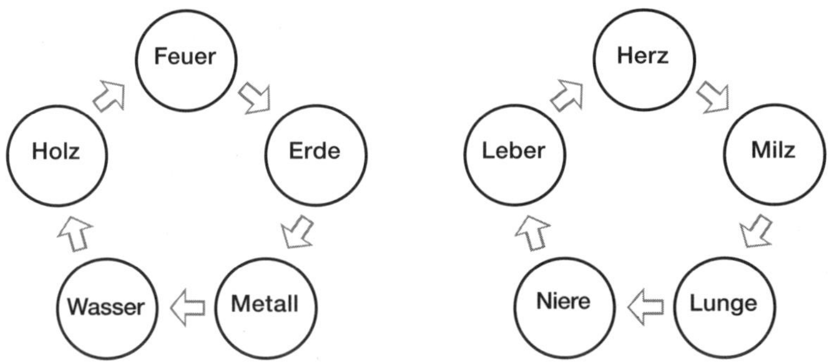

Die Hervorbringungs-Sequenz

Die Zugehörigkeit

Jedes Familienmitglied besitzt das gleiche Recht auf Zugehörigkeit. Wer einmal dazugehört, gehört immer dazu. Wird in einer Familie gegen dieses Gesetz verstoßen und einem Familienmitglied das Recht der Zugehörigkeit verweigert, so muss ein späteres Familienmitglied die ausgestoßene Person vertreten. Das stellvertretende Familienmitglied wird durch das kollektive Gewissen in die Pflicht genommen, ohne dass es ihm bewusst ist.

Wie können wir uns eine Ausgrenzung eines Familienmitglieds vorstellen? In vielen Familien gibt es ein „schwarzes Schaf". Eine Person, die aus irgendwelchen Gründen aus dem normalen Familienrahmen fällt. Schließen wir dieses Familienmitglied aus, indem wir uns zurückziehen, schämen oder nichts mehr mit ihm zu tun haben wollen, so verweigern wir ihm das Recht auf Zugehörigkeit. Diese Missachtung der Ordnung hat zur Folge, dass es in den folgenden Generationen immer wieder einen Stellvertreter für die ausgeschlossene Person gibt. In welcher Form sich die Missachtung der Ordnung bei den jeweiligen Stellvertretern äußert, kann ich nicht sagen. Ich gehe davon aus, dass ein disharmonisches Ordnungssystem zu einer Disharmonie im feinstofflichen Bereich führt. Diese wird sich je nach genetischer Disposition (Chi der Eltern), sozialer Struktur oder Umwelteinflüssen auf verschiedene Art und Weise manifestieren. Verstehen wir die feinstofflichen Abläufe im Körper, so können wir davon ausgehen, dass ein gestörtes Ordnungssystem bei einem Stellvertreter früher oder später zu einer Krankheit führen kann.

Wie können wir aber die Missachtung dieser geistigen Gesetze in unseren Familien auflösen, wenn sie uns nicht bewusst sind?

Das kollektive Gewissen ist ein Feld, welches auf eine Familie, ein Geschäft oder eine Menschengruppe einwirkt. Wir unterliegen dieser Kraft und werden ständig von ihr bewegt. Unsere Entscheidungen und Handlungen sind meist geprägt durch den unbewussten Einfluss des kollektiven Gewissens.

Im *Familienstellen* wird dieser Einfluss mit Hilfe eines Stellvertreters sichtbar gemacht. Am Anfang befragt die Person, welche die Aufstellung leitet, den Klienten über sein Anliegen. Danach wird für den Klienten ein Stellvertreter ausgesucht, der sich in den Raum stellt. Die Aufgabe des Stellvertreters besteht darin, sich in einer gesammelten Haltung von den geistigen Kräften bewegen zu lassen.

Ich erinnere daran, dass diese Haltung die Voraussetzung zum Geistheilen ist. In der gesammelten Haltung übergeben wir uns unserem Geistführer und lassen uns bewegen. Durch die Bewegung des Stellvertreters wird das einwirkende Feld sichtbar gemacht.

Nach Bert Hellinger führen sämtliche Bewegungen das zusammen, was vorher getrennt war. Das Gleiche gilt in der Heilbehandlung. Das heilende Feld führt zusammen, wo eine Trennung stattgefunden hat. Es ist aber nicht die Trennung innerhalb der physischen Ebene, sondern die Trennung zu unseren geistigen Ebenen. Erst durch die Zusammenführung aller Ebenen kann ein Mensch gesunden. Gelingt es uns, die vom System ausgeschlossenen Personen wieder zu ehren und ihnen den angestammten Platz zu geben, so befreien wir uns aus den Verstrickungen.

Wie wir aus den Grundgesetzen des I Ging erfahren haben, wirken die geistigen Kräfte in der gesamten sichtbaren Welt – und wir sind ein Bestandteil davon. Diese Kräfte wirken auf unsere feinstofflichen Ebenen und somit auch auf unsere physische Konstitution. Wenn wir unsere Krankheit als Auswirkung des geistigen Ordnungsgefüges anerkennen und die Gesundheit achten sowie uns dem physischen Körper gegenüber dankbar zeigen, so legen wir eine gute Basis zur Genesung.

Ehren wir unsere Ahnen und unsere Eltern, so verbinden wir uns mit unseren Selbstheilungskräften.

Eine Missachtung der Ordnung kann über mehr als sieben Generationen ein Familiensystem beeinflussen. Indem wir die Missachtung ans Licht bringen, sie anerkennen und ehren, befreien wir uns und unser Familiensystem aus dieser Verstrickung.

Kürzlich wurde ich mit folgender Frage konfrontiert: „Das Familienstellen beinhaltet die genetische Ahnenreihe. Was ist aber mit der karmischen Ahnenreihe?"

Diese Frage kann ich nur als Hypothese beantworten: Geistige Felder wirken auf uns und werden durch unser Bewusstsein beeinflusst. Um sich mit einem bestimmten geistigen Feld zu verbinden, müssen wir uns auf dieses einstimmen. Durch die Absicht, mit dem geistigen Feld der Ahnenreihe zu arbeiten, sollte es möglich sein, das Familienstellen auf diese Ebene zu verlagern.

Hilfreiche Sätze und Übungen aus dem Familienstellen

Diese Sätze und Übungen können helfen, uns mit der geistigen Bewegung zu verbinden. Diese Verbindung legt die Basis zum Geistheilen.

Wie bindet man einen Angestellten an das Geschäft?
Durch Würdigung einer Abteilung oder des Angestellten. Wir sollten diese Würdigung persönlich, in Form eines Dankesbriefes, übergeben.

Übung mit den Eltern:
Wir schauen innerlich auf die Eltern und spüren, wer im Vordergrund steht. Wir stellen uns beide Elternteile auf gleicher Höhe vor und sagen zu ihnen: „Ihr beide… Ich mit Euch."
Wenn wir krank sind und es uns gelingt, uns mit der *Liebe unserer Mutter* zu verbinden, werden die Selbstheilungskräfte gefördert.
Wir sagen innerlich den folgenden Satz zur Mutter: „Du bist die Große und ich der Kleine. Ich bin dein Kind. Ich gebe dir die Ehre, und ich danke dir."

Wann halten wir etwas fest?
Wenn wir uns gegen die geistige Bewegung richten und etwas anderes wollen. Wir müssen dann die Konsequenzen im Leben tragen, und es geht uns nicht gut.

Wie verschließen wir uns vor etwas?
Wenn wir sagen: „Das kenne ich schon." Wir kennen vielleicht den Fluss, dürfen aber nicht vergessen, dass nie das gleiche Wasser durch den Fluss fließt.

Erfolg – ein Segen
Erfolg ist eine Bewegung auf mehr!
Wenn wir Erfolg haben, glauben wir oft, dass wir ihn nicht verdienen. Wir verdienen den Erfolg nicht, denn er ist ein Segen und wird uns geschenkt.

Den Eltern für den Erfolg danken:
„Ich stimme allem zu! Alles, was für mich schwer war, und alles, was für mich jetzt leicht ist."
Mutter, Vater: „Ihr seid immer in mir, wenn es mir gut geht."

Erfolg – die Mutter achten
Man sagt Danke zu seiner Mutter.

Übung:
Wir knien und verneigen uns vor unseren Eltern und unseren Ahnen und sagen: „Danke."
Wir sind in einer Haltung von Hingabe, Respekt, Achtsamkeit und Demut und sagen: „Danke, Mutter. Du bist die Große, ich bin klein. Danke, Mutter, jetzt bleibe ich klein. Ich lasse alle Ansprüche los. Ich habe alles von Euch, was ich brauche, und jetzt bleibe ich unten.

Zustimmung
Wenn ich dem anderen zustimme, wie er ist, so wird er frei von mir, und gleichzeitig werde ich frei von ihm.
Wenn ich mir zustimme, wie ich bin, so braucht sich niemand mehr um mich zu sorgen.
Die Zustimmung vollendet alles. Sie ist eine schöpferische Bewegung, die im Einklang mit einer größeren Bewegung steht. Eine Bewegung, die alles ins Dasein bringt und hält. Sobald wir zustimmen können, werden wir ruhig.
Übung zur Zustimmung:

Wir schließen die Augen. Wir stimmen den Patienten und ihrem Schicksal zu, so, wie es ist. Wir sehen die Ärzte, die Angst haben, was mit ihren Patienten passieren könnte, und wir stimmen ihnen zu mit ihrer Angst.

Zuerst findet die Zustimmung nur in unseren Gedanken statt. Sie ist aber eine Schwingung. Sie wird gefühlt als Hinwendung zu jemandem. Wir erlauben uns, in diese Schwingung zu gehen. Sie erreicht den anderen, ohne dass wir etwas machen.

Wenn wir in dieser Schwingung sind, schwingen auch die anderen auf einmal mit. Die Patienten und die Ärzte schwingen mit, ohne dass wir etwas sagen oder wollen. In dieser Schwingung verändert sich etwas. Sie ist eine Bewegung des Geistes und erfasst die anderen genauso wie uns. Weil auch sie schwingen, schwingt von ihnen etwas zu uns zurück. Weil unsere Schwingung in ihnen etwas bewirkt, bewirkt ihre Schwingung auch etwas in uns. Auf einmal erkennen wir in der Schwingung, die von ihnen kommt, auch uns, einen Teil von uns, der uns fehlt, und wir stimmen ihm zu.

Diese Schwingung geht weiter hin und zurück, und auf einmal erfahren wir uns in dieser Schwingung im Einklang mit allem, ohne dass wir etwas tun. Diese Zustimmung ist die höchste für uns erreichbare Glückseligkeit.

Die Schwere

Wir erspüren, was hinter uns liegt. Falls es schwer ist, drehen wir uns um und bejahen das Alte.

Danach drehen wir langsam in eine neue Richtung und bejahen das Neue. Wir gehen langsam auf das Neue zu.

Dankbarkeit

Wer nicht dankt, der ist böse und fühlt sich im Recht.

Einklang mit der Mutter

Die höchste spirituelle Leistung, die ein Mensch vollbringen kann, ist in Einklang mit seiner Mutter zu kommen.

Wie erkenne ich es?

Ich weiß es, wenn mir ein Lächeln kommt, sobald ich an meine Mutter denke, und ich alles ausradiert habe, was war. Dann bin ich im Einklang mit meiner Mutter.

Krankheit

Krankheit ist immer eine Folge einer Unordnung im System

Übung:

A	**B**
Proband	Krankheit

Wir nehmen einen Stellvertreter für die Krankheit (**B**) und stellen uns (**A**) ihr gegenüber. Wir schauen der Krankheit in die Augen und spüren die Bewegung, bis wir auf die Krankheit zugehen können.

Demut

Anerkennung seiner Grenzen. Die Anerkennung macht frei.

Anmaßung

Wenn man sich über jemanden erhebt, ist dies anmaßend.

Sorge
Alle Sorgen um die Zukunft und alles wissen zu wollen, ist eine Verachtung der Schöpferkraft.

Annehmen
Ein passiver Vorgang. Wir lassen es geschehen.

Zustimmen
Ein aktiver Vorgang.
Zustimmung zur Gruppe, zu der man gehört, und zwar ebenbürtig.
Zustimmen zur eigenen Größe. Man ist gleich wie die anderen.

Vergessen
Ist eine Spirituelle Leistung und macht frei.
Alles Erinnern fesselt, und man bleibt gefangen in seinen Gefühlen.

Übung: Abschied von der Vergangenheit
Wir schließen die Augen und schauen zurück in unser Leben, auf das, was wir bedauern. Auf Ereignisse, auf alte Erwartungen, die nicht erfüllt wurden. Wir schauen jedes einzelne Ereignis und jede Person an, der wir nachtrauern. Wir schauen, wo wir noch etwas erwarten, wo wir noch Vorwürfe oder Urteile haben. Wir sagen zu den wichtigen Personen und Ereignissen: „Danke, es war viel, und es ist genug. Ich lasse dich in Frieden. Ich nehme es mit und lasse dich zurück."

Das ist das Geheimnis des Abschieds: Dankbar nehmen, was war, und gehen!

Das Mitleid

Ein Helfer, der Mitleid hat, hat den Kontakt zu sich verloren und auch zu seinem Klienten. Dann kann er nichts mehr machen, was hilft.

Die Wut

Kinder sind wütend. Erwachsene sind nicht wütend, außer sie werden wieder zu Kindern. Die Wut kommt aus der Enttäuschung.

Ein Erwachsener handelt einfach. Ohne Wut, aber kraftvoll, um etwas durchzusetzen und eine Ordnung zu schaffen.

Nervös

Wie werden wir nervös? Wenn wir wegrennen. Sobald wir Scheuklappen haben, werden wir nervös.

Neugierige und gute Fragen

Die neugierigen Fragen und die Antworten auf solche schneiden uns ab von der Bewegung des Geistes. Wir spüren sofort, ob es eine neugierige Frage ist oder eine gute. Wenn die Frage wichtig ist, bringt sie voran, und sie erlaubt mir, den anderen ernst zu nehmen.

Das Glück

Es entsteht in unseren Gedanken.
Durch gute Gedanken entsteht das Glück.
Indem wir uns über jemanden freuen, entsteht das Glück.
Der Anfang des Glücks liegt in der Beziehung zur Mutter. Wenn wir

das Glück nicht finden, liegt etwas in dieser Beziehung. Wir haben Bilder von der Beziehung mit der Mutter. Die Bilder sind gemacht und dienen ihrem Zweck, sind aber falsch.

Übung:
Wir stellen uns die Mutter vor. Wir stellen uns an den Platz der Mutter und schauen aus ihrer Sicht auf uns, als Kind. Wir versuchen, all die Hindernisse und Schwierigkeiten zu erspüren, die sie hatte.

Wir sehen uns selber wieder und nehmen unsere Mutter in unser Herz, so, wie sie ist, und wir lächeln ihr zu.

Das Glück, es hängt oft an Bildern aus der Vergangenheit oder Zukunft. An jedem Bild hängen Gefühle.
Alle Bilder sind falsch. Wir können sie ändern, und mit dieser Veränderung wechseln die Gefühle. Die Bilder nehmen wir oft in neue Beziehungen mit – und mit ihnen die Gefühle.

Beispiel:
In einem Gefühl der Einsamkeit und Unzufriedenheit verstärkt man oft alte Bilder und Gefühle und geht so auf die Menschen zu. Mit diesen verstärkten Gefühlen üben wir Macht über die anderen aus.

Lösung:
Wir nehmen eine gute Erfahrung und das damit verbundene Gefühl. Wir gehen so auf die Menschen zu und verlieren an Macht. Wir geben die Menschen frei.

Das Glück ist ein Echo
Wir haben das Glück in der eigenen Hand.

Beispiel:
Wir wachen auf und freuen uns am Leben, an der Arbeit, an vielen kleinen Dingen und strahlen Freude aus. Es gibt eine Resonanz von außen – und schon ist das Glück da.

Das Glück kommt meist überraschend
Glück oder Unglück. „Wir wählen das Schicksal."
Unglück: Unzufriedenheit; Sorge; Angst; Ablehnung. Sie ziehen das Unglück an.

Das Schwere handelt nicht. Man ist schwer und bleibt stehen und zieht das Unglück an.

Das Leichte zieht das Glück an. Der Leichtigkeit kommt alles entgegen. Das Leichte ist mit Handeln verbunden, und man kommt in eine glückbringende Lebenslinie.

Die Liebe
Die Liebe beginnt mit dem Nehmen, was uns geschenkt wird. Das Annehmen des Lebens führt zum Dienst am Leben.
Im Dienen kommt es zum Glück; im Dienst am Leben.

Übung:
Wir visualisieren uns eine Situation, die uns Probleme macht, und erfühlen, wie wir die Situation durch den Dienst ändern können.

Erwartung
Jede Erwartung erlaubt dem anderen, Energie abzuziehen. Ohne Erwartung ist der andere auf sich gestellt und kann keine Energie abziehen.

Nicht an seinem Platz
Wir schließen die Augen und visualisieren uns als Kind. Wir versuchen zu erspüren, ob wir am richtigen Platz sind. Fühlen wir uns stark, dann ist es gut. Schwanken wir, dann fehlt jemand, und wir müssen unseren Platz finden.
Wir sagen den Satz:

„Ich bin der/die Erste"…
Wir spüren, ob es gut ist an diesem Platz, sonst sagen wir:
„Ich bin der/die Zweite"…
Wir spüren wieder, ob es gut ist an diesem Platz, sonst sagen wir:
„Ich bin der/die Dritte"….
Wir spüren, ob es gut ist an diesem Platz, sonst fahren wir fort, bis wir unseren Platz finden, an dem wir uns stark fühlen.

Krankheit
Wenn wir krank werden, so möchten wir gesund werden. Dies geht nicht, da die Gesundheit in der Zukunft liegt.

Übung:
Wir schließen die Augen und gehen zurück an den Ort, wo wir gesund waren. Wir spüren die Kraft und nehmen diese Kraft ins Jetzt, zu unserer Krankheit. Wir spüren die Wirkung, die diese Kraft auf uns hat.

Wunschpartner
Wenn wir einen Partner suchen, der einem Bild entsprechen soll, verlieren wir den Blick für den Menschen.

Wenn wir erkennen, dass jeder Mensch einzigartig ist, von Gott geschaffen, dann leben wir oder sehen Gott in ihm. Das ist der Anfang des Glücks.

Haltung dem Patienten gegenüber
Ich verneige mich vor der größeren Kraft.
Ich akzeptiere das Schicksal des Patienten.
(In dieser Haltung sind wir frei und können ihm zur Seite stehen.)

Last

Wir sagen: „Danke, ich habe viel gelernt, so schwer es auch war. Danke für alles.“
Wir befreien uns so von der Last.

Fehler

Es gibt keine Fehler, sondern nur Erfahrungen, die man macht. Geben wir uns nicht die Erlaubnis, Erfahrungen zu machen, und lehnen wir die Erfahrungen ab, so machen wir sie immer wieder.

Das Leben nehmen

Wir visualisieren uns als frischgeborenes Kind in den Armen der Mutter und spüren, wie wir das Leben in diesem Moment voll und ganz annehmen. Wir nehmen den ersten Augenblick im Leben voll und ganz wahr. Der Rest des Lebens ist Geben.

Schuldgefühle

Durch Schuldgefühle setzt man sich herab und gerät in den Bannkreis des Gewissens.

Schuld

Die Schuld ist im Leben unvermeidbar. Es gibt keinen Menschen ohne Schuld und Fehler. Jedes Handeln riskiert Fehler oder Schuld. Die Schuld ist der größte Feind des Lebens, indem wir sie nicht haben wollen und uns dadurch nicht bewegen.

Indem wir uns dem Leben zuwenden, werden wir schuldig und gewöhnen uns daran.

Die Reue
Wenn wir jemandem etwas angetan haben und ihm sagen:
„Es tut mir leid."
So gehen wir in die Verbindung mit seinem Schmerz, und es kommt zum Frieden. Jeder kann seinen Weg gehen.

Wahrnehmung
Das Feld setzt unserer Wahrnehmung Grenzen. Wir können nur Neues wahrnehmen, indem wir aus dem Feld heraustreten.

Ich tue alles für die anderen, aber nichts kommt zurück

Übung:
Wir stellen uns vor, dass wir das, was wir tun, aus vollem Herzen tun.
Auf einmal spüren wir, was die anderen uns anbieten.

Das Gewissen
Durch das Gewissen sind wir in die Pflicht genommen.
Wir werden durch eine Bewegung des Geistes und der Liebe bewegt.
Die Bewegung wird durch unser Gewissen verhindert.

Wie zeigt sich das im Alltag?
Durch schlechte Gefühle und schlechtes Gewissen.

Das gute Gewissen im Alltag
„Im vermeintlich guten Gewissen entstehen Kriege."
In Situationen, in denen wir uns besser darstellen, als wir sind, werten wir andere ab und sind nicht mehr allem gleich zugewandt.

Übung:
Wir stimmen uns jeden Tag auf die Liebe des Geistes ein, welche allem gleichermaßen zugewandt ist. Dadurch gibt es kein besser, kein schlechter, kein Gut und Böse. Sie werden entmachtet.

ENERGETISCHE ABLÄUFE UND IHRE ZUSAMMENHÄNGE MIT KRANKHEITEN

Die feinstofflichen Ebenen (Aura-Schichten und Chakras) stehen in einer gegenseitigen Wechselbeziehung zueinander. Sämtliche Störungen, seien sie emotionalen oder mentalen Ursprungs, sowie Einflüsse von außen wirken auf unseren ätherischen Körper. Er ist das Bindeglied zwischen den äußeren Ebenen und unserem physischen Körper. Unser Ätherleib ist die Matrix für den physischen Körper. Alle Störungen manifestieren sich zuerst auf der ätherischen Ebene, bevor sie sich in unserem dichtesten Körper auswirken. Es handelt sich dabei nicht um eine Schicht, die den physischen Körper umhüllt, sondern er bildet einen eigenständigen Körper, der die materielle Struktur durchdringt und leicht überlappt. Sein feinstoffliches Gefäßsystem wird durch Energieleitbahnen gebildet, die den physischen Körper durchdringen und ihn mit der nötigen Lebensenergie versorgen. Die chinesische Medizin kennt diese Energiebahnen seit Jahrtausenden als Meridiane. Auf diesen Leitbahnen befinden sich kleine Energiezentren (Akupunkturpunkte), die je nach ihrer Funktion Energie bewegen: Anregen, beruhigen oder umleiten. Sämtliche physischen Organe besitzen ebenfalls ein energetisches Abbild mit einer organspezifischen energetischen Funktion. Wir können uns unseren Schöpfer als Bäcker vorstellen. Er erschuf eine Form, ähnlich einer Kuchenform. Diese Form ist unsere ätherische Ebene, in die der physische Körper hineinwächst.

Um ein Verständnis für Krankheitsursachen und ihre Symptome zu bekommen, benötigen wir Basiskenntnisse der feinstofflichen Funktionen unserer Organe. Die chinesische Medizin hat über Jahrtausende ein differenziertes Wissen über diese energetischen Organ- und Meridian-Funktionen erlangt. Ich versuche in diesem Buch, einige Grundlagen dieses Wissens zusammenzufassen. Mein Ziel ist es, einer Person, die sich mit dem Geistheilen auseinandersetzen möchte, ein Basisverständnis für die energetischen Abläufe zu vermitteln.

Ich möchte aber betonen, dass es sich um kein Fachbuch für Traditionelle Chinesische Medizin (TCM) handelt. Dieses Buch soll einem angehenden Heiler eine Hilfestellung auf seinem Weg bieten und ihn durch das vermittelte Wissen unterstützen. Aus diesem Grund beziehen sich die Erläuterungen auf die Geistheilung und nicht auf die TCM. Somit erkläre ich nur die Gebiete, die meines Erachtens für das Geistheilen notwendig sind, und lasse einiges aus oder schreibe nur sehr allgemein darüber.

Der Begriff Qi

Qi können wir als das universelle Substrat betrachten, welches für die sichtbare Manifestation der Schöpfung verantwortlich ist. Es ist die formbildende Substanz zwischen der *Vorweltordnung* und der *Innerweltordnung*. Ohne Qi existiert kein Leben in unserem Universum. Es ist der Atem Gottes, welcher der materiellen Form das Leben einhaucht.

Sämtliche Erscheinungsformen in unserem Universum sind Manifestationen des Qi. Diese Lebenskraft oder Schöpfungsenergie ist die Basis aller fein- sowie grobstofflichen Ebenen. Qi bedeutet Leben, Leben bedeutet Wandlung. Deshalb ist die Lebensenergie in einem ständigen Fluss. Im Universum gibt es keinen Stillstand, sondern nur Bewegung und Wandlung. Dies ist ein Grundgesetz des Lebens.

Qi geht nie verloren, sondern es wandelt sich in einen anderen Aggregatzustand. Unser menschliches Dasein ist ein Ausdruck der verschiedenen Aggregatzustände des Qi. Unsere subtilen Körper entsprechen der subtilen Form des Qi, und unser physischer oder materieller Körper ist ein Ausdruck eines dichten Aggregatzustandes von Qi.

Auf der physischen Ebene erscheint das Qi, je nach Funktion und Lokalisation, in unterschiedlicher Form. Es gibt zum Beispiel im Körperinneren ein Nähr-Qi, welches in der Funktion seinem Namen entspricht, also nährend ist. An der Körperoberfläche befindet sich das

Abwehr-Qi, welches den Körper schützt. Das Nähr-Qi ist eine dichtere Manifestation des universellen Qi als das Abwehr-Qi.

Wird das Abwehr-Qi oder das Nähr-Qi geschwächt, so sehen wir unterschiedliche klinische Zeichen, welche auch unterschiedlich behandelt werden.

Im Begriff Qi unterscheiden wir in der TCM zwei Hauptaspekte. Einer bezeichnet die nährende Funktion des physischen Körpers und der verschiedenen Gefühlsebenen des Menschen. Die nährende Form des Qi wird durch die inneren Organe gebildet. In diesem Zusammenhang werden wir die Verbindung von energetischen Organ-Dysfunktionen und ihrer Auswirkung auf die seelische Ebene des Menschen sehen, wobei ich den Begriff seelisch nicht in einem größeren Zusammenhang verwende, sondern ihn auf verschiedene emotionale Zustände eingrenze.

Andererseits bezeichnet der Begriff Qi auch seine verschiedenen Funktionen wie Umwandeln, Transportieren oder Halten.

Wenn wir von einer energetischen Organ-Dysfunktion, wie zum Beispiel der Milz-Qi-Schwäche, sprechen, so meinen wir die gesamten Funktionen der Milz, aber vor allem die Umwandlung der aufgenommenen Nahrung und Flüssigkeit in Qi.

Die verschiedenen Formen von Essenz und Qi

Die Vorhimmel-Essenz (Jing)

Die Vorhimmel-Essenz bezeichnet die Substanz, welche dem genetischen Erbgut unserer Eltern gleichzusetzen ist. Sie bestimmt die Grundvitalität des Menschen und ist schwierig zu beeinflussen. Wir können uns die Vorhimmel-Essenz als eine Badewanne voll Wasser vorstellen. Je gesünder und vitaler unsere Eltern bei der Zeugung waren, desto voller ist die Wanne. Leider besitzt sie nur einen Abfluss, aber keinen Zufluss. Die Abflussgröße kann durch unsere Lebensführung beeinflusst werden. Verausgaben wir uns dauernd auf verschiedenen Ebenen, so wird der Abfluss größer, und der Wasserpegel vermindert sich schnell. Führen wir ein Leben im Gleichgewicht, so verkleinern wir den Abfluss und sparen unsere Vorhimmel-Essenz.

Nachhimmels-Essenz

Die Nachhimmel-Essenz wird aus der Nahrung gebildet. Milz und Magen sind für die Nahrungsumwandlung verantwortlich.

Die Organfunktionen der TCM entsprechen nicht den Organfunktionen in der West-Medizin! Verwenden wir zum Beispiel, ohne Begriffserklärung, die Bezeichnung „Milz-Qi-Schwäche" gegenüber Patienten oder medizinischem Fachpersonal, kann dies zu großer Verwirrung führen.

Essenz

Die Nieren-Essenz bildet sich aus der Vorhimmels-Essenz und der Nachhimmels-Essenz zusammen. Sie bestimmt die Knochen-, Zahn- und Haarbildung im Wachstum des Kindes und bildet die Basis für die Fortpflanzung. Eine starke Nieren-Essenz schenkt eine gute Konstitution.

Ursprungs-Qi

Das Ursprungs-Qi wird aus der Vorhimmel-Essenz gewonnen und durch die Nachhimmel-Essenz ergänzt und hat seinen Sitz zwischen beiden Nieren im „Tor der Vitalität".

Das Tor der Vitalität (Ming Men) verschafft dem Ursprungs-Qi die Dynamik, die es braucht, um seine Aufgaben wahrzunehmen. Ohne diese Funktion kommt es, aus TCM-Sicht, zu einem Mangel an Qi und Blut.

Nahrungs-Qi

Das Nahrungs-Qi ist die erste Stufe der Umwandlung von Nahrung in Qi. Die Nahrung wird durch die Milz in Nahrungs-Qi umgewandelt. Diese Form des Qi ist aber für den Körper noch nicht nutzbar. Es muss noch weitere Verfeinerungs- und Umwandlungsprozesse durchlaufen, bis es vom Körper verwertet werden kann.

Das Nahrungs-Qi steigt zur Lunge und bildet mit der Durchmischung der Luft aus der Lunge das Sammel-Qi.

Wenn wir diese Verbindung begreifen, können wir erkennen, dass eine Lungenfunktionsstörung auch durch eine unvernünftige Nahrungsaufnahme entstehen kann. Als Behandler sollten sie deshalb mit dem Patienten auch über die Ernährung sprechen.

Das Nahrungs-Qi bildet das Ausgangsprodukt von Qi und Blut (TCM-Sicht). Dieser Zusammenhang zeigt uns, wie wichtig eine qualitativ hochwertige Ernährung für eine gute Gesundheit ist.

Sammel-Qi

Das Sammel-Qi bildet sich aus der Luft der Lunge und dem Nahrungs-Qi. Es handelt sich um eine verfeinerte Form von Qi, welches von unserem Körper aufgenommen werden kann. Es unterstützt die Lungenfunktion und kontrolliert die Sprache und Stärke der Stimme.

Neben einer gesunden Nahrung benötigen wir auch genügend Bewegung in der Natur zur Bildung eines guten Sammel-Qi.

Das wahre Qi

Das wahre Qi ist das Endprodukt der Qi-Umwandlung. Es ist das Qi, welches in den Meridianen fließt. Das wahre Qi wird aus dem Sammel-Qi gebildet, wobei das Ursprungs-Qi als Katalysator bei der Umwandlung von Sammel-Qi in Wahres-Qi wirkt.

Das wahre Qi teilt sich auf in das Nähr-Qi und Abwehr-Qi. Hier erkennen wir einen weiteren Zusammenhang bei der Qi-Bildung. Neben der Lunge und der Milz wirkt auch die Niere bei der Transformation von Qi mit. Erschöpfen wir uns durch eine unvernünftige Lebensführung, bei der wir unsere Nieren schwächen, beeinflussen wir die gesamte Qi-Produktion negativ und schwächen unsere gesamte Gesundheit. Das heißt, auch das Nähr-Qi und das Abwehr-Qi werden geschwächt.

Das Nähr-Qi

Das Nähr-Qi reguliert die fünf Yin-Organe und zirkuliert in den Meridianen. Wenn wir mit Hilfe der Akupunktur behandeln, wird dieses Qi aktiviert.

Das Abwehr-Qi

Das Nähr-Qi zirkuliert im Körperinnern und das Abwehr-Qi an der Körperoberfläche. Es schützt den Körper vor äußeren krankheitsbildenden Faktoren wie Wind, Kälte, Hitze und Nässe. Das Abwehr-Qi ist unsere *Firewall* gegen Angriffe von außen. Mit einem schwachen Abwehr-Qi werden wir zum Beispiel anfällig für Erkältungskrankheiten.

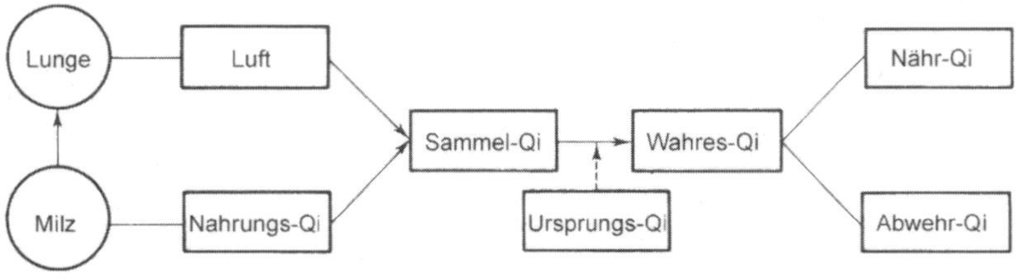

Blut

Die Bedeutung von Blut in der TCM unterscheidet sich stark von der Bedeutung in der westlichen Medizin. Auch Blut ist in der TCM eine Form von Qi, allerdings eine dichtere und materiellere. Blut steht in einer starken Abhängigkeit von Qi, indem es durch das Qi bewegt wird.

Das Blut wird aus dem Nahrungs-Qi gewonnen. Die Umwandlung von Nahrungs-Qi aus der Milz ins Blut findet im Herzen statt.

Milz und Magen sind die Quellen des Blutes. Es hat die Aufgabe, den Körper zusammen mit dem Qi zu ernähren und fließt mit diesem durch den ganzen Körper. Zusätzlich befeuchtet es den Körper, so dass die Gewebe nicht austrocknen. Es befeuchtet die Augen, Haut, Haare und die Sehnen.

Das Blut ist wichtig für die Psyche des Menschen. In der TCM heißt es: „Das Blut beherbergt den Geist."

Sind wir ängstlich oder unruhig, so kann dies auf einen Blutmangel hindeuten. Erwachen wir früh am Morgen, so haben wir zu wenig Blut, um den Geist zu beherbergen, und er kann nicht ruhen.

Das Wesen des Yin-Yang-Konzepts

Im I Ging haben wir schon die wesentlichen Eigenschaften von Yin und Yang erfahren.

Diese existieren nicht unabhängig, sondern stehen in einer engen Wechselbeziehung zueinander. Auf die TCM bezogen, handelt es sich dabei um zwei verschiedene Aggregatzustände von Qi, wobei Yang den immateriellen Anteil und das Yin den materiellen Anteil verkörpert. Yang entspricht der Energie und Yin der Materie. Im I Ging repräsentiert der Himmel (Kiën) den Vater und den Yang-Aspekt und steht in der Vorweltordnung oben, im Süden.

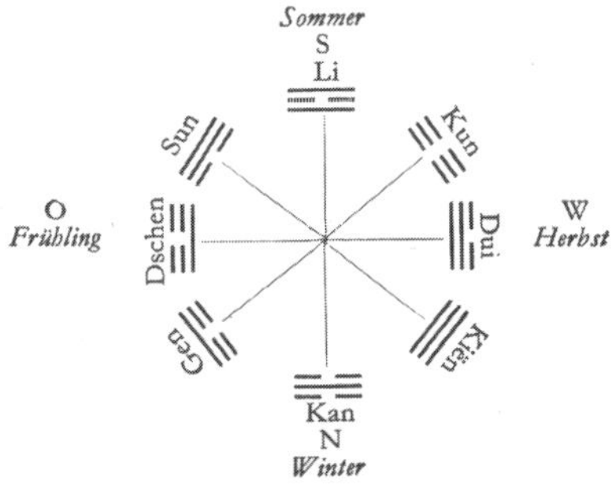

Innerweltordnung

Yang ist die Idee oder der Samen und hat die Bewegungstendenz, nach oben zu streben. Betrachten wir Yang in der sichtbaren Welt, das heißt in der Erscheinungswelt der Innerweltordnung, so sehen wir, dass an den Platz des Himmels (oben, Süden) das Feuer (Li) getreten ist.

In der materiellen Manifestation entspricht das Yang dem Feuer und seinen Eigenschaften. Das Yang vereint in der sichtbaren Welt, das heißt im menschlichen Körper, die Eigenschaften von Himmel und Feuer. Es spendet Leben, zeugt, wärmt, produziert Energie, expandiert und steigt auf.

Das Yin ist die dichtere, kondensierte Form von Energie und entspricht der Erde. Im I Ging repräsentiert die Erde (Kun) die Mutter und steht in der Vorweltordnung (paradiesischer Zustand) unten, im Norden. In der Ordnung der Erscheinungswelt, der Innerweltordnung, ist im Norden, unten, an den Platz der Erde (Kun) das Wasser (Kan) getreten.

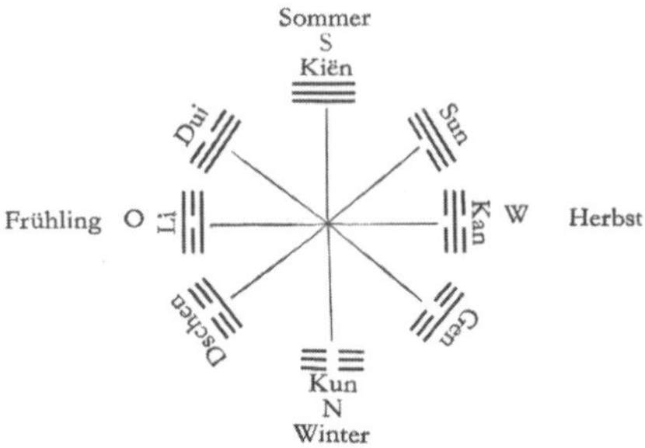

Vorweltordnung

Das Yin vereinigt die Eigenschaften der Erde und des Wassers. Es ist substanziell, nährt und seine Substanz legt die Basis zur Formbildung. Es sinkt ab und entspricht dem Wasser.

Das Yang wird in Qi und Yin in Substanz umgewandelt.

Betrachten wir die beiden Grundsubstanzen Qi und Blut, so wird Qi dem Yang- und Blut dem Yin-Aspekt zugeordnet.

Unter den Aspekten von Yang und Yin sehen wir, dass der Mann in seiner energetischen Grundstruktur dem Yang und die Frau dem Yin zugeordnet ist.

In der TCM hat diese Zuordnung eine fundamentale Bedeutung in der Behandlung von energetischen Störungen von Mann und Frau. Der Mann neigt eher zu akuten, die Frau eher zu chronischen Zuständen. Das Yang wird dem Männlichen und das Yin dem Weiblichen zugeordnet. So sehen wir beim Mann eher ein Ungleichgewicht von Qi und Yang und bei der Frau eher eine Disharmonie von Blut und Yin.

Die Basis zum Verständnis der Krankheitsentstehungen

Die Frau verliert infolge ihres Zyklus jeden Monat Blut. Während einer Schwangerschaft stellt sie diese Substanz für die körperliche Entwicklung des Kindes zur Verfügung und verliert, auch infolge der Geburt, Qi und Blut. Beide Vorgänge sind eine enorme Leistung für den weiblichen Organismus. Deshalb benötigt er genügend Erholung sowie eine substanzielle Ernährung, um diesen Verlust wieder wettzumachen.

Unsere Gesellschaft ist leistungsorientiert und bietet wenig Raum für eine gute Regeneration der Frau. Dies gilt aber für beide Geschlechter. Wir sind ausgefüllt durch Arbeit, Familie oder Sport und nehmen uns wenig Zeit zur Erholung. Die Erholung ist aber notwendig, um wieder genügend Qi und Blut zu generieren. Der Verlust von Qi und Blut bedeutet auch eine Schwächung des Abwehr-Qi. Beginnt eine Frau zu früh, Sport zu treiben, und setzt sie sich dabei Wind und Kälte oder Feuchtigkeit aus, so fehlt ihr der Schutz, und diese Faktoren können in ihren Körper eindringen. Aus Sicht der TCM ist dies eine der Ursachen von chronischen rheumatischen Erkrankungen. In der Praxis stelle ich fest, dass – vermutlich aus diesen Gründen – mehrheitlich Frauen davon betroffen sind.

Es ist daher auch in den Heilbehandlungen wichtig, dass sie ihre weiblichen Klienten über diese Zusammenhänge informieren.

Die chinesische Medizin unterscheidet zwischen sechs Yin- und sieben Yang-Organen. Die Yang-Organe haben die Aufgabe, Nahrung und Flüssigkeit umzuwandeln und Abfallprodukte auszuscheiden. Sie empfangen, bewegen, wandeln um und scheiden aus. Im Gegensatz zu den Yin-Organen speichern sie aber keine Substanzen.

Die Yin-Organe speichern Qi, Blut, Essenz und Körperflüssigkeiten. Sie speichern die verfeinerten Substanzen, die sie nach der Transformation der Nahrung von den Yang-Organen erhalten haben.

In meinen Erläuterungen der Organe beschränke ich mich aber auf die fünf Yin-Organe Leber, Milz, Niere, Herz und Lunge.

In der chinesischen Organlehre der Funktionen und Krankheiten nehmen die Yin-Organe den wichtigeren Platz ein als die Yang-Organe. Die Yin-Organe dienen der Speicherung der Grundsubstanzen; diese sind lebensnotwendig. Die Yang-Organe besitzen vor allem eine funktionelle Aufgabe.

Die Leber

Die Leber hat zwei für unsere Gesundheit wichtige Funktionen.

Sie ist dafür verantwortlich, dass das Qi harmonisch fließt und im Körper verteilt wird. Sie ist unser Logistikzentrum und für die Planung unserer Körperfunktionen zuständig, indem sie den Qi-Fluss steuert.

Ein gestörter Qi-Fluss beeinträchtigt unser seelisches Wohlbefinden. Wir fühlen uns frustriert oder neigen zu depressiven Verstimmungen. Seelische Frustration aufgrund eines eingeschränkten Qi-Flusses kann infolge einer äußeren Spannungssituation entstehen. Befinden wir uns in einer Lebenssituation, die uns einschränkt, hemmt oder frustriert und unterdrücken wir unsere Lebensfreude, führt dies zu einer Einschränkung der Leberfunktion in Bezug auf eine harmonische Qi-Verteilung.

In der chinesischen Medizin können wir die Ursachen von psychischen Störungen immer von zwei Seiten betrachten: Wird unsere Leberfunktion gestört, so führt dies zu Frustration oder depressiven Stimmungen, und wir neigen zu Zornesausbrüchen. In der Praxis sieht man dieses Bild oft bei Menschen mit einer Alkoholabhängigkeit, die die Leber auch in ihrer energetischen Funktion schädigt.

Ein eingeschnürtes Leber-Qi führt zu physischen Symptomen wie einem beklemmenden Empfinden im Brustkorb, einem Gefühl des Eingeschnürtseins im Halsbereich (Globusgefühl), und bei den Frauen kann es prämenstruelle Symptome auslösen.

Zweitens speichert sie das Blut und reguliert die Menstruation.

Behandeln wir in einer Heilungssitzung eine Patientin mit Zyklusstörungen, harmonisieren wir nicht nur die untersten zwei Energiezentren, sondern auch das Sonnengeflecht, welches die Leberfunktion steuert sowie die Leber als Organ.

Wenn wir ruhen, speichert die Leber Blut, und wenn wir aktiv sind, stellt die Leber das für die Aktivität benötigte Blut zur Verfügung. Aus diesem Grund ist es wichtig, dass wir genügend schlafen, um unser Blutreservoir aufzufüllen.

Unsere passiven Strukturen (Sehnen, Bänder) des Bewegungsapparates werden durch das Leberblut befeuchtet und ernährt. Leiden wir unter einem Mangel an Leberblut, so verlieren Sehnen und Bänder an Elastizität, die Muskulatur neigt zu Verkrampfungen, bis hin zu Kraftverlust.

In der chinesischen Medizin heißt es: „Die Leber öffnet sich in die Augen." Dies bedeutet, dass die Leber für die Ernährung und Befeuchtung der Augen zuständig ist.

Kardinalzeichen für eine Leberfunktionsstörung sind vor allem Symptome, die durch Stress ausgelöst werden. Stress behindert den harmonischen Qi-Fluss und erschöpft das Blut.

Die Milz

Die Milz wandelt die aufgenommene Nahrung und Flüssigkeit um und gewinnt daraus das Nahrungs-Qi, welches die Grundlage für die Qi- und Blut-Bildung ist.

Die Milz kontrolliert die Umwandlung von Flüssigkeiten. Bei einer Schwäche der Milz kann die Flüssigkeitsumwandlung gestört werden, und es kommt zu Schleimbildungen und Nässe. Dies kann sich in Form von Schweregefühl und Blähungen zeigen. Müdigkeit nach dem Essen ist ein Kardinalzeichen dafür, dass die Milz nicht mehr genügend Energie zur Verfügung hat, um die Nahrung umzuwandeln.

Die Milz wird geschwächt durch kalte, feuchte und qualitativ schlechte Nahrung. Ebenso nimmt sie Schaden durch die Aufnahme einer großen Menge an kalten Getränken.

Wir stärken die Milz durch eine regelmäßige Nahrungsaufnahme, wobei auch hier zu beachten ist, dass zu viel Rohkost eine geschädigte Milzfunktion noch zusätzlich schwächt. Übergewichtige Menschen haben oft eine Ansammlung von Feuchtigkeit infolge einer geschwächten Milzfunktion. Sie sollten darauf achten, keine oder nur einen kleinen Anteil von kalten Nahrungsmitteln (Käse, Joghurt, Eiscreme) zu sich zu nehmen. Das gesündeste Essen sind warme, leicht gekochte oder gedämpfte Speisen. Der Kochprozess erleichtert der Milz die Nahrungsumwandlung. Anstatt Ihr Müsli am Morgen mit Joghurt zuzubereiten, köcheln Sie die Flocken mitsamt den Früchten mit wenig Milch oder Milchwasser.

Vermeiden Sie zu viel Weizen (Brot, Teigwaren). Auch Weizen bildet Feuchtigkeit und schädigt die Milzfunktion.

Als Abwechslung lieber einen Tee und ein Fünf-Minuten-Ei mit einem Stück Roggenbrot, statt kalten Orangensaft, Joghurt, Weizenbrot, Käse und kalte Milch. Ansonsten können sie sicher sein, dass Ihre Leistungs- und Konzentrationsfähigkeit früher oder später nachlässt.

Wahrscheinlich werden keine Klienten wegen Problemen mit Krampfadern zu Ihnen in eine Heilbehandlung kommen. Oft sehen wir diese Gefäßschwäche aber als Begleiterscheinung. Sie deutet auf eine schwache Milzfunktion hin.

Eine weitere Aufgabe der Milz-Qi-Funktion ist, das Blut in den Gefäßen zu halten.

Die Milz ist verantwortlich für ein klares, scharfes und konzentriertes Denken. Mit einem starken Milz-Qi können wir uns gut konzentrieren und sind aufnahmefähig.

Ich habe manchmal am Abend ein starkes Bedürfnis nach einem Glas kalter Milch aus dem Kühlschrank. Wenn ich überarbeitet bin und mein Milz-Qi geschwächt ist, büße ich meine Tat jeweils am nächsten Tag. Es fällt mir bis zum Mittag schwer, mich richtig zu konzentrieren, und meine Glieder fühlen sich bleiern an. Im Sommer wird mir diese Sünde leichter verziehen, da durch das Klima genügend Wärme vorhanden ist, um meine Milz zu unterstützen. Im Winter, bei kalter Außentemperatur, überfordere ich meine Milz mit diesem Verhalten vollständig.

Als Eltern, welche nur ihr Bestes für ihre Kinder wollen, sollten wir uns überlegen, was wir unseren Kindern zum Frühstück geben, damit sie sich in der Schule konzentrieren können. Ich war in meiner Familie immer der Erste, der am Morgen aufstand und zur Arbeit musste.

Vor allem im Winter bereitete ich zum Frühstück meistens einen großen Topf Porridge vor, und jeder, der nach mir aufstand, konnte sich davon bedienen. Noch heute erinnert sich meine mittlerweile erwachsene Tochter daran, und ihr gutes Erinnerungsvermögen ist wohl das beste Argument für die positive Wirkung des Porridges auf ihr Milz-Qi.

In der Heilbehandlung konzentrieren wir uns zur Stärkung der Milz auf die Regionen Sonnengeflecht, Hara und den Verdauungstrakt inklusive Milz. Grundsätzlich ist es gut, wenn Sie zuerst die unteren drei

Energiezentren stärken und harmonisieren, damit Sie eine gute energetische Basis legen für die Funktionen der oberen vier Energiezentren.

Die Niere

Die Niere speichert die Essenz, die wir zum Teil von unseren Eltern mitbekommen haben. Die Essenz bestimmt unsere Grundvitalität oder Grundkonstitution. Insofern könnten wir die Niere als stellvertretendes Organ unserer Eltern und unserer Ahnen bezeichnen. Erstaunlicherweise empfinde ich jedes Mal, wenn ich eine der Übungen aus dem Familienstellen, zur Ehrung der Eltern und meinen Ahnen, durchführe, eine Stärkung meiner Nieren.

Beide Nieren werden in ihrer Funktion als ein Organ angeschaut und daher nicht in der Mehrzahl benannt.

Die Niere bildet die Basis für den Yin- und Yang-Aspekt aller anderen Organe. Die Nieren-Essenz liefert die stoffliche Grundlage für Nieren-Yin und Nieren-Yang. Das Nieren-Yin wiederum ist die materielle Substanz, welche für Geburt, Wachstum und Fortpflanzung notwendig ist.

Das Nieren-Yang ist die Grundlage des Yang im ganzen Körper. Es wärmt und fördert die Funktionen der Organe.

Nieren-Yin und Nieren-Yang sind voneinander abhängig. Wie in der Monade des I Ging (Tai Qi) ersichtlich, fördern und hemmen sie sich gegenseitig. Wenn das Gleichgewicht von Nieren-Yin und Nieren-Yang gestört ist, kommt es als Folge zu pathologischen Veränderungen im Körper.

Die Niere ist verantwortlich für eine vitale Sexualität und liefert die Basis zur Fortpflanzung.

Bei Patienten, die wegen Unfruchtbarkeit und mit einem Kinderwunsch zu uns in die Praxis kommen, wobei es keine Rolle spielt ob Mann oder Frau, behandeln wir die untersten Energiezentren sowie beide Nieren. Das Gleiche gilt für sexuelle Dysfunktionen. Ich werde am Schluss des Buches nochmals auf die Behandlungsmöglichkeiten eingehen und demonstrieren, wie wir den Beckenbereich des Patienten behandeln können, ohne ihn in seiner Intimsphäre zu verletzen.

Die Niere ist verantwortlich für ein gutes Knochenwachstum und eine gute Zahnbildung.

Sie öffnet sich in die Ohren. Wenn also die Nieren-Essenz gut ist, verfügen wir über ein gutes Gehör.

In der indischen Medizin (Ayurveda) wird der männliche Samen als *Shukra* bezeichnet. Er ist eine kostbare Substanz und entspricht in etwa der Essenz der chinesischen Medizin.

Der Mann sollte deshalb vernünftig damit umgehen, um seine Essenz nicht vorzeitig zu erschöpfen. In meiner Praxis habe ich Männer gesehen, die ihre Sexualität zu exzessiv gelebt hatten und neben anderen körperlichen Symptomen auch unter Hörschwäche litten. Auch Chemotherapie und Bestrahlungen schwächen unsere Niere. So können diese Behandlungen einen negativen Einfluss auf unser Gehör haben.

Die Niere manifestiert sich im Haar. Ein gesundes und glänzendes Haar sowie eine kräftige Farbe sind ein Ausdruck einer guten Essenz der Niere.

Chronischer Stress, Überarbeitung, zu viel Sport (erschöpft das Qi und Yin), Übermaß an sexueller Aktivität (beim Mann) und Chemotherapie schwächen unsere Nierenenergie. In Bezug auf unser Haar kann sich dies unter anderem in der Haarqualität (dünn, matt) und in der Haarfarbe (frühes Ergrauen) ausdrücken.

Als Folge einer geschwächten Niere kann es zu Harninkontinenz kommen.

Die Niere ist verantwortlich für unsere Willenskraft. Hier sehen wir auch die energetische Beziehung zu unserem zweiten Energiezentrum, unserem Hara. Ein starkes Hara gibt uns ein gutes Durchhaltevermögen und die Kraft, eine Idee in die Tat umzusetzen, um ein Ziel zu erreichen.

Die Abnahme der Nierenenergie ist auch eine normale physiologische Alterserscheinung.

Das Herz

Im Herz findet die Umwandlung von Nahrungs-Qi in Blut statt, und es ist ähnlich wie in der westlichen Medizin für die Blutzirkulation im Körper verantwortlich. Ein gesundes Herz ist unter anderem die Voraussetzung für eine gute Konstitution.

Das Herz spielt eine wichtige Rolle für die menschliche Psyche.

Es beherbergt den Geist. Der Begriff Geist, in der TCM auch *Shen* genannt, umfasst die gesamte Psyche des Menschen.

Das Herz ist unter anderem verantwortlich für ein gutes Gedächtnis, ein klares Bewusstsein, einen guten Schlaf, eine stabile Psyche. Jedes der fünf Yin-Organe besitzt eine „psychische Eigenschaft". Der Geist entspricht dem Herzen. Die Willenskraft gehört zur Niere. Das Denken wird der Milz zugeordnet.

Das Körperbewusstsein, in der TCM auch Körperseele genannt, gehört zur Lunge. Ich sehe in diesem Zusammenhang die Verbindung zwischen der Arbeit und der Auseinandersetzung mit unserem Atem und unserer Körperwahrnehmung. Die Atemtherapie ist einer der besten Wege, um ein gutes Körperbewusstsein zu entwickeln.

Dem Begriff Seele, den wir im Westen gebrauchen, entspricht in etwa die *Wanderseele*, in der TCM auch *Hun* genannt.

Ihr Sitz wird der Leber zugeordnet. In den alten Überlieferungen steht geschrieben, dass die Wanderseele kurz nach der Geburt den physischen Körper betritt und ihn beim Tod wieder verlässt. Persönlich denke ich, dass dieses Konzept nicht mehr ganz korrekt ist. Aus meiner Sicht festigt sich die Seele schon während der Schwangerschaft im Körper des ungeborenen Kindes. Die Leber wird dem Solarplexus-Zentrum zugeordnet.

Reift der Mensch in seiner seelisch-geistigen Entwicklung, so verlagert sich der Sitz der Seele in die höher gelegenen Energiezentren, und diese dienen im Tode auch als Austrittspforten für die Seele.

Das Herz öffnet sich in die Zunge. Ein gesundes Herz ermöglicht die Unterscheidung der fünf Geschmacksrichtungen.

Unter anderem ist das Herz für unser Schwitzen verantwortlich. Ein schwaches Herz kann spontan schwitzen; der Schweiß ist der Saft des Herzens. Ein schwaches Herz kann Schlafstörungen verursachen. Wir können nicht ein- oder durchschlafen, weil unser Geist unruhig ist. Träumen wir intensiv, kann dies auf ein geschwächtes Herz hinweisen.

Die Lunge

Eine wichtige Aufgabe der Lunge besteht in der Aufnahme der Luft (reines Qi), welches sich mit dem Nahrungs-Qi aus der Milz verbindet und das Sammel-Qi bildet. Das Sammel-Qi ist die Basis für unser Abwehr-Qi und das Nähr-Qi, welches in den Meridianen fließt und sämtliche Strukturen mit Qi versorgt. Die Lunge wird als zartes Organ bezeichnet, weil sie am weitesten außen liegt und leicht durch äußere krankheitserregende Faktoren angegriffen werden kann.

Die Lunge verteilt das Abwehr-Qi im ganzen Körper, damit wir gut gegen äußere pathogene Faktoren geschützt sind.

Die Lunge reguliert die Hautporen. Ist unser Lungen-Qi geschwächt, so kann auch dies unter anderem zu spontanen Schweißausbrüchen führen.

In der TCM bedeutet übermäßiges Schwitzen auch einen Verlust an Qi. Mit dem Schweiß verlieren wir Qi. Dieser Zusammenhang ist vor allem für Sportler enorm wichtig. Wenn wir uns häufig sportlich betätigen, können wir einen Qi-Verlust und einen Yin-Verlust erleiden; und unsere Leistungsfähigkeit kann sich enorm reduzieren.

In meiner Praxis hatte ich einen Triathleten, der nach sportlicher Aktivität unter Müdigkeit und starken Muskelkrämpfen litt. Ich verordnete ihm eine Kräutermischung, die er zum Teil seinem Trainingsgetränk beimischte, um den Substanzverlust konstant auszugleichen. Seine Symptome reduzierten sich deutlich, und seine Leistungsfähigkeit nahm wieder zu.

Die Lunge ist unter anderem verantwortlich für die Befeuchtung der Haut und der Haare. Bei einer Störung wird das Haar trocken und strohig, und die Haut wird ungenügend befeuchtet. Wir sehen dieses Bild oft bei Rauchern.

Die Lunge öffnet sich in die Nase. Wenn wir uns erkälten, bedeutet dies, dass unser Abwehr-Qi zu schwach ist. Die Lunge wurde attackiert und das Lungen-Qi geschwächt. Infolge des Zusammenhangs von Lunge und Nase leidet auch die Nase unter diesem äußeren Angriff, und ihre Funktion wird in Mitleidenschaft gezogen. Unsere Nase beginnt zu triefen oder ist verstopft.

Verfügen wir über ein gutes Lungen-Qi, so wird auch unser Geruchssinn positiv beeinflusst, wobei dieser auch von der guten Funktion der anderen Organe abhängig ist.

Die Stärke und der Tonfall der Stimme sowie die Klarheit des Klanges werden durch die Lunge bestimmt. Ein schwaches Lungen-Qi führt zu einer leisen Stimme.

Die Lunge gibt dem Herzen den Rhythmus vor. Eine Herzrhythmusstörung kann auch aufgrund eines schlechten Lungen-Qi ausgelöst werden.

Kurze Zusammenfassung der wichtigsten energetischen Organfunktionen

Leber

- Ist verantwortlich für einen harmonischen Qi-Fluss.
- Reagiert auf Stress.
- Speichert das Blut.
- Reguliert Menstruation.
- Gewährleistet geschmeidige Sehnen und Bänder.
- Beeinflusst die Augen.

Milz

- Ist verantwortlich für Umwandlung der aufgenommenen Nahrung und Flüssigkeit in das Nahrungs-Qi.
- Unter anderem verantwortlich für die Stärke unserer Muskulatur der vier Extremitäten.
- Beeinflusst unser Denken und unsere Konzentrationsfähigkeit.

Niere

- Speichert Essenz und kontrolliert Geburt, Wachstum, Fortpflanzung und Entwicklung des Menschen.
- Verantwortlich für eine gute Knochenbildung
- Bezug zu den Ohren (Hörsinn)
- Verantwortlich für Willenskraft

Herz

- Umwandlung von Qi in Blut
- Steuert den Blutkreislauf.
- Beherbergt den Geist.
- Kontrolliert unter anderem das Schwitzen.

Lunge

- Absorbiert aus der Luft das „reine Qi“ und bildet mit Nahrungs-Qi (Milz) das Sammel-Qi.
- Bildet aus dem Sammel-Qi das Abwehr-Qi und Nähr-Qi (Qi in den Meridianen).
- Befeuchtet Haut und Haare.
- Öffnet sich in die Nase.

EINFLUSS DER EMOTIONEN AUF DIE ENERGETISCHEN ORGANFUNKTIONEN (NACH TCM)

In der TCM gibt es eine Verbindung zwischen Emotionen und Organschwächen. Einerseits führen lang andauernde übermäßige Emotionen zu Organschwächen, andererseits können Organschwächen zu einer Instabilität der Psyche führen und die zu einem Organ zugehörigen Emotionen verstärken.

In der TCM werden Wut, Sorge, Angst, Traurigkeit, übermäßige Freude und Schock jeweils einem Organ zugeordnet. Befinden wir uns (ausgenommen Schock) über längere Zeit in einem Zustand, der von diesen Emotionen geprägt ist, schädigen wir unsere Organe in ihrer energetischen Funktion. Umgekehrt führen Organschwächen dazu, dass wir verstärkt zu der Emotion neigen, die dem betroffenen Organ zugeordnet wird. Wir verfügen dann über zu wenig Energie, um uns in einer emotionalen Situation wieder daraus zu lösen, und bleiben in der Emotion stecken.

Die Sorge

Sorge und Nachdenklichkeit schädigen das Qi der Milz. Man versteht unter Nachdenklichkeit einen übermäßigen Denkprozess. Denken, Konzentrations- und Lernfähigkeit werden der Milz zugeordnet. Müssen wir uns über längere Zeit mental anstrengen, wie zum Beispiel in einem Studium, schwächen wir unser Milz-Qi. Deshalb ist es wichtig, unserem Intellekt immer wieder Ruhepausen zu gönnen. Sorgen sind in unserer Gesellschaft weit verbreitet. Die globale Verunsicherung auf allen Ebenen führt dazu, dass sich viele Menschen sorgen: Um ihren

Arbeitsplatz, um ihre Zukunft, um ihre Kinder, um die Finanzen und noch vieles mehr. Im Familienstellen wird ersichtlich, dass die Sorge um eine Person nicht nur die Person schwächt, die sich Sorgen macht, sondern auch diejenige, um die man sich sorgt. Im Kapitel über die Kraft der Gedanken habe ich über die Auswirkungen negativer Gedanken auf andere Menschen geschrieben. Ein geschwächtes Milz-Qi schwächt unsere mentale Stabilität, so dass wir viel leichter in den Zustand der Sorge fallen. Falls wir uns dabei ertappen, dass wir uns ständig um alles und jeden sorgen, sollten wir unsere untere Mitte (Hara) als Stütze erarbeiten und unsere Wurzeln stärken (siehe Übungen Basis-Zentrum). Wir stärken dadurch unser Milz-Qi und verhindern gleichzeitig, dass wir unsere Umgebung schwächen.

Durch die Beziehung zwischen Milz und Lunge können wir erahnen, dass Sorge nicht nur die Milz schwächt, sondern auch die Lunge. Die Sorge behindert die freie Atmung und führt zu Beklemmungsgefühlen und Verspannungen.

Trauer

Befinden wir uns zu lange in einem Zustand der Trauer, schwächen wir unser Lungen-Qi. Trauer ist ein wichtiger Prozess in unserem Leben. Bleiben wir aber an der Trauer hängen, findet keine Wandlung mehr statt, und das Leben beginnt still zu stehen. Jeder Stillstand bedeutet aber eine Abnahme des Lebens und führt zu einer Reduktion der Lebenskraft.

Ein geschwächtes Lungen-Qi führt umgekehrt dazu, dass wir Mühe haben, uns aus dem Gefühl der Trauer wieder zu lösen.

Menschen mit einem geschwächten Lungen-Qi sind oft weinerlich. Die Aussage, er oder sie „habe nahe am Wasser gebaut“, bezieht sich in den meisten Fällen auf Personen mit einem geschwächten Lungen-Qi.

Atemübungen, Qi Gong oder ein Spaziergang in der Natur können helfen, das Lungen-Qi zu regenerieren.

Angst

Ein Leben in Angst entzieht uns den Boden, und wir verlieren unsere Wurzeln. Deshalb besteht eine gewisse Logik darin, dass die Angst auf die Nieren wirke und das Qi der Niere schwäche. In der Schweiz sprechen wir von einem „Angstbisi". Es bedeutet, dass wir vor lauter Angst Wasser lösen müssen oder im schlimmsten Fall das Wasser nicht mehr halten können. Weiter greift die Angst das Herz an und führt zu Herzklopfen, Nachtschwitzen und trockenem Mund.

Haben wir ein geschwächtes Nieren-Qi, neigen wir zu einem ängstlichen Verhalten. Auch hier ist es wichtig, uns mit unseren Wurzeln zu verbinden. Holen wir die Kraft unserer Eltern und unserer Ahnen in unser Leben, dann werden wir gestützt und fühlen uns getragen. Regelmäßige Meditation und das Ausüben von Fernheilungen verbindet uns mit unseren geistigen Helfern. Sie stehen bereit, um uns aus der feinstofflichen Welt Hilfestellung zu leisten, sofern wir darum bitten.

Schock

Ein seelischer Schock oder Trauma entspricht einer erstarrten Fluchtbewegung. Das Qi von Herz und Niere wird in einem kurzen Augenblick massiv geschwächt.

Wut

Der Begriff Wut steht als Zusammenfassung von wutähnlichen Gefühlen. Darunter finden wir Frustration, Reizbarkeit, Aufbrausen und Verbitterung. Diese Emotionen beeinträchtigen den harmonischen Fluss des Leber-Qi und führen zu Störungen. Es umschreibt den cholerischen Menschen, dem die Galle überläuft oder dessen Kochtopf zum Sieden gebracht wird, bis es ihm den Deckel lupft. Dieses bildhafte Umschreiben entspricht aber dem Vorgang, der in der Leber durch die oben erwähnten Emotionen ausgelöst wird. Staut sich das Leber-Qi, so bildet sich Hitze, die seiner natürlichen Bewegungsrichtung folgt und nach oben geht. In dcr TCM spricht man von aufsteigendem Leber-Yang. Wir sehen dann unter anderem häufig Kopfschmerz im Schläfenbereich, welcher der Leber und Gallenblase zugeordnet wird. Gerötete Augen oder ein gerötetes Gesicht, hochfrequenter Tinnitus, bitterer Mundgeschmack und Schwindel können weitere Symptome sein, welche durch das Aufsteigen der Hitze ausgelöst werden.

In der Heilbehandlung ist es wichtig, die untersten Zentren zu stärken und das Sonnengeflecht zu beruhigen. Eine Person mit der Neigung, schnell aus der Haut zu fahren, benötigt eine gute Verankerung und eine harmonische obere Mitte (Solarplexus). Zusätzlich versuchen wir den Herzbereich zu aktivieren, um ihm eine Möglichkeit zu eröffnen, liebe- und verständnisvoller mit sich und seinen Mitmenschen umzugehen.

Wir dürfen auch den Kopfbereich nicht außer Acht lassen. Menschen mit einem destruktiven Verhalten sind oft im destruktiven Denken gefangen. Behandeln wir den Kopf, so können wir die Wogen der aufgewühlten Gedanken glätten und einen harmonischeren mentalen Zustand vermitteln.

Wir verbinden ihn wieder mit den umfassenderen Aspekten seines Daseins und schließen ihn an seinen göttlichen Ursprung an – seine wahren Wurzeln.

Freude

Mit dem Begriff Freude verbindet die TCM nicht den zufriedenen, friedvollen Zustand der Freude, sondern die übertriebene Freude, die ein Zustand von übertriebener Erregung ist.

Sie beeinträchtigt die Funktion des Herzens. Grundsätzlich ist es so, dass jede Energiestagnation zu einer Hitze führen kann. Hitze trocknet aus und kann zu einer Verletzung des Yin (Substanz) führen.

Wir müssen uns deshalb gut überlegen, ob wir im Leben von einem Höhepunkt zum anderen jagen wollen. Die Sucht nach der ekstatischen Freude kann unseren Stern vorzeitig zum Verglühen bringen, so dass wir in einer späteren Lebensphase dumpf und matt wirken. Im I Ging entspricht das Feuer dem Zeichen Li. Zwei Yang-Striche und in der Mitte einen Yin-Strich. Das Yin ist unsere Erde, unsere Substanz. Ohne das Holz kann das Feuer nicht brennen.

Im Text des Urteils im Zeichen 30 (Das Feuer) heißt es: „Das Dunkle

(Yin) haftet am Lichten (Yang) und vollendet so dessen Helligkeit. Indem das helle Licht ausstrahlt, bedarf es des Beharrlichen im Inneren, damit es sich nicht restlos verbrennt, sondern dauernd leuchten kann. Alles Leuchtende in der Welt ist abhängig von etwas, an dem es haftet, damit es dauernd leuchten kann."

Dieser Text umschreibt meine Aussage. Damit wir lange leben und leuchten können, dürfen wir unsere Erde, unsere Substanzen (Blut/Yin) nicht vorzeitig verbrennen. Sonst fehlt uns unsere Antriebsenergie, und wir erschöpfen uns vorzeitig.

Auch hier gilt wieder die Umkehrung. Ein geschwächtes Herz-Qi führt zu einer übermäßigen Erregbarkeit. Wir können Situationen nicht mehr richtig abgrenzen und reagieren überempfindlich.

AYURVEDA

Ich habe das Glück, einen begnadeten Ayurveda-Arzt zu kennen und bekam die Möglichkeit, bei ihm persönlich einige Grundlagen der Physiologie und Pathologie der ayurvedischen Medizin zu lernen. In den folgenden Kapiteln werde ich vereinzelt auch einen Bezug auf die Lehre der ayurvedischen Medizin nehmen. Es handelt sich dabei um die umfassendste und älteste Gesundheitslehre auf unserem Planeten. Die nachfolgende kurze Einführung in diese Lehre beleuchtet nur einen winzigen Ausschnitt. Dieser soll zum besseren Verständnis für Krankheitsursachen und Symptome beitragen.

Die ayurvedische Medizin beschreibt drei Grundeigenschaften, (*Vata, Pitta, Kapha*) welche im Menschen wirksam sind und sein Erscheinungsbild bestimmen. Jeder Mensch besitzt eine spezifische Zusammensetzung der drei *Doshas*, wobei sich je nach Dominanz eines oder auch zweier *Doshas* das Erscheinungsbild ändert. Geraten diese *Doshas* infolge Fehlverhaltens oder äußerer Einflüsse aus dem Gleichgewicht, so kann ein Mensch erkranken.

Die folgenden Eigenschaften und Lokalisationen werden den drei *Doshas* zugeordnet:

Vata (Luft, Äther)

- Ist trocken, kalt, leicht, mobil, und rau.
- Hauptsitz im Dickdarm
- Dient der Reizleitung (Vata-Störungen sind vor allem Krankheiten des Nervensystems wie Multiple Sklerose, Neuropathie, Fascialisparese, M.Parkinson, Epilepsie usw.)
- Eine Vata-Konstitution ist eher hager und blass.

- Vata-betonte Menschen besitzen Ideenreichtum, haben aber oft Mühe, diese umzusetzen, sind begeisterungsfähig, großzügig und, bei einem Übermaß an Vata, sprunghaft, ängstlich, fahrig oder nervös.

Pitta (Feuer/Wasser)

- Ist leicht ölig, heiß, scharf, flüssig, sauer und mobil und entspricht der Gallenflüssigkeit.
- Sitz unter anderem im Magen, Dünndarm (steuert Leber/Gallenblase-Funktion).
- Dient vorwiegend allen Umwandlungsprozessen im Körper (geistig und physisch), wie zum Beispiel der Aufnahme und Verarbeitung von Nahrung und Umwandlung in Energie, Verarbeitung von Gedanken, Unterscheidungsfähigkeit usw.
- Pitta-betonte Menschen sind ehrgeizig, zielstrebig, entscheidungsfähig. Besitzen oft Führungsqualitäten. Bei einer zu starken Pitta-Dominanz werden sie egozentrisch, rücksichtslos, machthungrig usw.
- Pitta-betonte Menschen sind athletisch gebaut.
- Pitta-Störungen sind Magengeschwüre, Migräne, Sodbrennen, eine bestimmte Art von Burnout usw.

Kapha (Erde/Wasser)

- Ist schwer, kalt, weich, süß, stabil, schleimig.
- Ist die Kühlflüssigkeit im Menschen. Die Hitze von Pitta wird gekühlt, und die Abnützungserscheinung von Vata (austrocknen) wird normalisiert. Schmiert die Gelenke, ist verantwortlich für die Körperkraft und sexuelle Potenz.
- Die mentalen Fähigkeiten sind Geduld, Ausdauer, Seelenstärke. In seiner negativen Ausprägung entsprechen sie den Eigenschaften von *Tamas*.
- Vorkommen im Magen (Schleimhaut), zehn Zentimeter von Dünndarm, Liquor, Mundspeichel, Gelenksflüssigkeit.
- Kapha-Störungen sind unter anderem Myome, Sinusitis, Asthma

bronchiale mit Auswurf am Morgen, Appetitverlust, Erkältungen mit weißem Auswurf (gelbes Sekret ist Pitta-Anteil, trockener Hals ist Vata-Anteil) usw.

- Kapha-betonte Menschen sind eher untersetzt, breitschultrig und stämmig gebaut.

Die drei Gunas

Dieser Begriff steht für die drei geistigen Eigenschaften des Menschen.

Tamas

Tamas steht für Trägheit, Müdigkeit, Schlappheit, Ignoranz, Faulheit, Dumpfheit, Dunkelheit, Unwissenheit, Neid, falschen Stolz, Anhänglichkeit, Leichtgläubigkeit usw.

Rajas

Rajas steht für Aktivität, Ehrgeiz, Eifersucht, Dominanz, Stolz, Egoismus, Rastlosigkeit, Energie, Bewegung, Regelwut usw.

Sattva

Sattva steht für Güte, liebevolles und überpersönliches Handeln, Ruhe, Intelligenz, Frieden, Sanftheit, Optimismus, Klarheit. Stellt sich zum Wohle aller in den Dienst.

Das Studium der Ayurvedischen Medizin ist eine Lebensaufgabe, der sich ein guter Ayurveda-Arzt mit Haut und Haar verschreibt.

WEITERE KRANKHEITSURSACHEN

Klimatische Faktoren

In der TCM werden klimatische Faktoren als mögliche Ursachen von Krankheiten angesehen. Ist unser Abwehr-Qi geschwächt, kann zum Beispiel Kälte oder Feuchtigkeit in unseren Körper eindringen und eine Erkältungskrankheit auslösen. Löst die *Biese* Gliederschmerzen aus, was man vor allem bei älteren Leuten oft sieht, dann ist dies ein Indiz dafür, dass sie unter einer Nierenschwäche leiden. In diesem Fall kann die Niere den Körper nicht genügend erwärmen (Yang-Mangel). *Biese* ist ein kalter Wind, und durch sein Eindringen wird der Körper geschwächt und Schmerzen entstehen. Der umgekehrte Fall tritt beim Föhn auf. Viele Menschen leiden unter Migräne, welche unter anderem durch den Föhn oder durch Stress ausgelöst werden kann. Der Föhn ist ein warmer Wind, welcher die Wärme zum Körper transportiert und ihn von außen erhitzt. Stress hemmt den Qi-Fluss in der Leber, was zu einer Hitzebildung führt. In beiden Fällen steigt die Hitze im Körper nach oben zum Kopf und kann eine Migräne auslösen. Wir sehen in diesem Fall, dass bei einer Organschwäche der Auslöser für eine Störung sowohl im Körperinneren (endogen) als auch außerhalb (exogen) des Körpers entstehen kann.

Sind wir sehr fahrig, unruhig und sprunghaft in unserem Wesen oder leiden unter einer Nervenkrankheit, so sollten wir uns, nach Ansicht der ayurvedischen Medizin, nicht zu sehr einem Klima mit zu viel kaltem Wind (Biese) aussetzen. Die beschriebenen Symptome bedeuten ein Übermaß an *Vata*. *Vata* ist trocken, kalt und mobil. Die *Biese* trocknet ebenfalls aus, denn sie ist ein kalter Wind – und Wind bewegt. Die *Biese* besitzt die gleichen Eigenschaften wie das schon erhöhte *Vata* und führt dazu, dass das *Vata* noch mehr aktiviert wird. Ein Mensch mit einem *Vata*-Überschuss sollte auch nicht zu viel Autofahren oder sich zu schnell bewegen (Joggen). Das *Vata* wird durch die schnelle Bewegung noch zusätzlich vermehrt. Gemütliche Spaziergänge, warme Getränke und Mahlzeiten sowie Entspannungstechniken sind in diesem Fall angebracht.

Genetische Disposition

Die Niere speichert die von den Eltern vererbte Essenz, welche bei der Zeugung an das Kind weitergegeben wird. Die vererbte Essenz ist mitverantwortlich für eine gute Grundkonstitution eines Menschen. Nach Auffassung der TCM bestimmen die Gesundheit, das Verhalten und das Alter der Eltern zum Zeitpunkt der Zeugung die Qualität der vererbten Essenz. Junge, gesunde Eltern vererben eine gute Essenz. Je älter die Eltern sind, desto schwächer ist die weitervererbte Essenz. Eltern, die bei der Zeugung alkoholabhängig sind oder unter einer ernsthaften Krankheit leiden, vererben, aus Sicht der TCM, ebenfalls eine geschwächte Essenz.

Nahrungsaufnahme

Unregelmäßige oder falsche Nahrungsmittel sind wichtige Ursachen für Krankheiten. Alles Leben besitzt seinen Rhythmus. Je mehr wir diesen respektieren, desto harmonischer wirken unsere feinstofflichen Systeme zusammen. Sowohl die chinesische als auch die ayurvedische Medizin geben den Rat, schon zum Frühstück eine warme Mahlzeit zu sich zu nehmen, um genügend Betriebsenergie für den Tag bereitzustellen. Beide Systeme raten von der Aufnahme von kalten, feuchten Nahrungsmitteln (Joghurt, Käse) zum Frühstück ab. Die Hauptmahlzeit sollte am Mittag zu sich genommen werden. Das Abendessen darf nicht zu spät erfolgen, damit der Körper über Nacht entgiften kann und keine Verdauungsarbeit mehr leisten muss. Grundsätzlich gilt: Keine Rohkost, kein Fleisch am Abend, sondern Suppen oder gedämpftes

Gemüse und alles, was die Verdauung entlastet. Aus Sicht der ayurvedischen Medizin stellt der Körper am Mittag am meisten Gallenflüssigkeit zur Verdauung zu Verfügung. Deshalb sollten wir unsere kleinen Sünden ins Mittagessen einbauen. Essen wir nur im Vorbeigehen und unter Stress ein Sandwich, greift die nicht benötigte Galle mit der Zeit die Magenwand an, und es kann unter anderem zu Magengeschwüren kommen. Wir erinnern uns daran, dass die Milz keine Feuchtigkeit und Kälte mag. Sie verhindern eine reibungslose Nahrungs- und Flüssigkeitsumwandlung. Es kommt zu einer Ansammlung von Feuchtigkeit in der Verdauung, und das Nahrungs-Qi wird geschwächt. Eine warme und leicht gewürzte Mahlzeit am Morgen bringt unsere Milz in Schwung. Nahrungsmittelallergien sind immer ein Zeichen dafür, dass unser Milz-Qi zu schwach ist, um die Nahrung genügend zu transformieren. Chronische Müdigkeit kann ebenfalls auf eine Schwäche der Milzfunktion hinweisen. In beiden Fällen ist es ratsam, das Gemüse zu dämpfen, Früchte als Kompott oder leicht gekocht, wenig Rohkost und wenig Käse sowie Joghurt zu sich zu nehmen. Die ayurvedische Medizin weist gewissen Nahrungsmitteln tamasische Eigenschaften zu. Unter diese fallen sämtliche Junkfood-Produkte, aber auch Pilze. Ein großer Fleischkonsum fördert eher die Eigenschaften von *Rajas*, während Nahrungsmittel wie frisches Gemüse, Safran, Ghee, grüner Dal, Reis etc. Sattva fördernd sind.

Aus Sicht der ayurvedischen Medizin zeigt sich eine gute Verdauung durch die folgenden Eigenschaften:
„Der Appetit soll sich dreimal täglich zeigen. Drei Mahlzeiten pro Tag sind bei einer gut funktionierenden Verdauung normal. Ein Stuhlgang von ein- bis zweimal pro Tag wäre ideal.

Möglichst Zwischenmahlzeiten vermeiden. Mit mehr Mahlzeiten hat das Verdauungssystem nie Pause, und der Körper wird erschöpft."

Für eine Mahlzeit gilt folgende Regel:
„Ein Viertel Flüssigkeit, die Hälfte Nahrung und ein Viertel des Magens wird leer gelassen."

Für die Getränkeaufnahme zum Essen gilt:
„Trinken während des Essens ist ideal. Trinken nach dem Essen fördert die Fettvermehrung, und Trinken vor dem Essen beeinträchtigt die Verdauung und fördert die Bildung von Toxinen durch ungenügende Verdauungsprozesse."

Allgemeine Regeln zur Flüssigkeitsaufnahme:
„Nur so viel trinken, wie man das Bedürfnis hat. Der Körper verfügt über seine eigene Intelligenz. Nach 19.30 Uhr sollte nicht mehr gegessen und getrunken werden." Die Regel über die Flüssigkeitsaufnahme widerspricht der westlichen Auffassung von zwei bis drei Litern täglich.

Regeln der Ayurvedischen Medizin zur Nahrungsaufnahme während den vier Jahreszeiten:

Frühling

Im Winter sind die Außentemperaturen tiefer, und die die Verdauung unterstützende Wärme fällt weg. Durch die kälteren klimatischen Bedingungen kommt es zu einer vermehrten *Kapha*-Ansammlung (Schleim/Flüssigkeit) im Körper. Im Frühling steigen die Temperaturen, und die zunehmende Wärme bewirkt, dass das im Winter angesammelte *Kapha* freigesetzt wird und im Körper zirkuliert.

Allgemeine Müdigkeit und Schweregefühl sind die körperlichen Symptome für vermehrte Schleim- und Feuchtigkeitsbildung im Körper. Im Frühling beschreiben sie den Zustand der Frühjahrsmüdigkeit. *Kapha* reduzierende Maßnahmen können diese Reaktionen stark abschwächen oder gar verhindern.

Leicht scharfe, bittere und warme Mahlzeiten; nicht zu viel Fisch, Kartoffeln, Pilze, Käse oder kalte Getränke konsumieren. Lammfleisch erwärmt (Pitta erhöhend), reduziert *Kapha* und ist im Frühling geeignet.

Sommer

Durch das Klima wird das *Pitta* erhöht. *Pitta* entspricht der Gallenflüssigkeit und ist in seiner Qualität heiß und feucht.

Das Verdauungsfeuer wird durch das erhöhte *Pitta* meist geschwächt. Es empfiehlt sich eine leichte, *Pitta* besänftigende und das Verdauungsfeuer aktivierende Nahrung. Wenig Fleisch (Fleisch erhöht *Pitta*). Gewürze wie Ingwerpulver, Artischocken, Zitronenmelisse, Pfefferminze, Basilikum, Curryblätter oder Koriander aktivieren das Verdauungsfeuer.

Herbst

Im Herbst hat das *Pitta* seinen Maximalstand erreicht. Die Menschen sind oft gereizt und launisch. Hauterkrankungen sind verstärkt, und Juckreiz kann zunehmen. In der TCM wird der Herbst der Leber zugeordnet. Es ist die Jahreszeit, in der Migräne-Patienten noch stärker unter ihren Beschwerden leiden.

Leicht gekochte vegetarische Ernährung sowie sämtliche weitere *Pitta* reduzierende Maßnahmen sind zu empfehlen.

Winter

Das *Vata* (bewegend, kalt, trocken, rau, kalter Wind) ist erhöht, und das Verdauungsfeuer hat sein Maximum erreicht. Das Verdauungsfeuer entspricht der Flamme einer brennenden Kerze. Kommt noch mehr Wind dazu, beginnt die Flamme zu lodern. Man nimmt warme, kräftigende und aufbauende Nahrung zu sich (Eintöpfe, Siedfleisch etc.).

Drei Tagesmahlzeiten in der ayurvedischen Medizin

Frühstück

Am Morgen ist das Verdauungsfeuer auf dem tiefsten Stand des Tages. Warme Mahlzeiten zum Frühstück unterstützen das schwache Verdauungsfeuer. Kalte und „feuchte" Nahrung schwächt das Verdauungsfeuer für den Rest des Tages, und die Nahrungsumwandlung wird beeinträchtigt. Als Folge sind wir nicht mehr leistungsfähig und ermüden schnell.

Eine leichte Kost, gewärmt und leicht gewürzt, unterstützt das Verdauungsfeuer. Marmelade, Brot (insbesondere Weizen), Butter, Käse oder rohe Früchte hemmen das Verdauungsfeuer. Es gelten in etwa die gleichen Regeln wie in der TCM.

Mittagessen

Sämtliche schwer verdaulichen Nahrungsmittel sollten am Mittag eingenommen werden. Darunter fallen Fleisch, Rohkost (Salat/Früchte) und Kohlenhydrate. Das Verdauungsfeuer ist gegen Mittag auf seinem Tageshöchststand, und der Körper stellt zur Nahrungsumwandlung am meisten Gallenflüssigkeit zur Verfügung.

Abendessen

Schwer verdauliche Nahrungsmittel hemmen den in der Nacht stattfindenden Entgiftungsprozess. Fleisch, Joghurt, Käse und Rohkost soll man vermeiden. Joghurt ist sauer, schwer verdaulich und sollte nie am Abend eingenommen werden. Leichte gekochte Nahrung (Gemüse, Reis, Dal etc.) unterstützen die Verdauungsprozesse, und der Körper kann sich über Nacht gut regenerieren.

Körperliche oder geistige Überarbeitung

Unser Hirn benötigt etwa zwanzig Prozent unserer Körperenergie. Befinden wir uns über einen längeren Zeitraum in einer geistigen Überanstrengung, wird unser Milz-Qi, welches für eine gute Konzentrationsfähigkeit verantwortlich ist, geschwächt.

Lang andauerndes Lernen in einem Studium, tägliche Arbeit am Computer, chronischer Zeitmangel und Stress am Arbeitsplatz schwächen unsere Milz mit all den Folgeerscheinungen.

Wir erinnern uns daran, dass die Milz in einer Beziehung zu unseren Muskeln steht. Eine konstante Überanstrengung unserer Muskeln leert das Milz-Qi.

Zu dieser Kategorie zählen wir auch sportliche Aktivitäten. Zu wenig Bewegung führt unter anderem zu einer Qi-Stagnation (Frustration, Unwohlsein etc.) oder in Kombination mit falscher Nahrungsaufnahme zu Übergewicht (Nässe- und Feuchtigkeitsansammlung).

Zu viel Sport (Ausdauersportarten) schwächt das Qi.

Besonders gefährdet sind Jugendliche. In der Praxis sieht man junge Frauen mit Menstruationsproblemen aufgrund von Leistungssport in ihrer Jugend. Ein aus meiner Sicht unsinniges Verhalten ist dasjenige von vielen Männern aus der Generation Ü50. Im Glauben, etwas in ihrem Leben verpasst zu haben und um sich noch einmal etwas beweisen zu müssen, beginnen sie mit extremen Ausdauersportarten und erschöpfen so vorzeitig ihr Qi, welches sie für eine gesunde Vitalität im Alter benötigen.

Im Unterschied zur Frau sollte ein Mann sich in der Sexualität nicht allzu sehr verausgaben. Im Gegensatz zur Frau hat die Ejakulation beim Mann einen direkten Zusammenhang mit der Nierenessenz. Sowohl die ayurvedische als auch die chinesische Medizin vertritt die Auffassung, dass zu häufige Ejakulation zu einer Schwächung seiner Lebensenergie (Essenz) führt.

Chronische Krankheiten, Chemotherapie

Sowohl chronische Krankheiten als auch Chemotherapie schädigen das Qi. Die Chemotherapie schwächt vor allem die Niere. In der Heilbehandlung ist es bei Patienten mit Chemotherapie wichtig, die vitalen unteren drei Energiezentren zu behandeln.

Blutverlust, starkes Schwitzen oder starkes Erbrechen

Blutverlust kann durch ein Trauma oder bei der Frau bei einer schweren Geburt entstehen. Der monatliche Zyklus der Frau ist ein wiederkehrender Regenerationsprozess, welcher eine erneuernde Wirkung auf den weiblichen Organismus hat. Gleichzeitig ist es aber auch ein permanenter zyklischer und physiologischer Blutverlust. Wird dieser Verlust nicht wieder ersetzt, kommt es als Folge zu einer Verminderung der nährenden Substanzen im Körper. In der heutigen Zeit der allgemeinen Hektik und der hohen Anforderungen, sowohl an die Frau als auch an den Mann, wird diesem Vorgang meist zu wenig Achtung geschenkt. Die Frau muss nach dem Wochenbett zu schnell wieder voll funktionstüchtig sein und hat keine Zeit, um sich genügend zu regenerieren. Das Gleiche gilt während der Monatsblutung. Gleichzeitig mit dem Verlust von Blut kommt es zu einem Verlust an Qi. Eine Grundregel für eine gute Gesundheit besagt, dass der Mensch sich, in einem geschwächten Zustand, physisch und mental nicht überanstrengen sollte. Das Abwehr-Qi wird geschwächt, und wir werden anfällig für äußere Krankheitserreger. Die psychische Konstitution wird labil, und unsere emotionalen Muster werden verstärkt. Unsere Essenz wird geschwächt, mit all den Auswirkungen auf unsere Konstitution. Nach der Geburt und während des sowie in den ersten Tagen nach dem Monatszyklus sollte die Frau sich körperlich und geistig nicht überanstrengen und ihre Ernährung auf den Regenerationsprozess ausrichten. Nur wenig Rohkost, dafür warme Mahlzeiten, helfen, den Organismus wieder zu stärken. Die TCM empfiehlt die Einnahme von Hühnersuppen, um das Qi und Blut wieder zu regenerieren. In der Praxis sehen wir eine deutliche Zunahme von Frauen mit Eisenmangel. Trotz regelmäßiger Eiseninfusionen senkt sich ihr Eisen-Spiegel immer wieder ab. Aus Sicht der TCM fehlt ihnen das Qi der Milz, um die Nahrung richtig umzuwandeln, was zu einer Abnahme des Nahrungs-Qi führt. Wir erinnern uns, dass das Nahrungs-Qi als Basis für das Blut dient. Zusätzlich ersetzen sie den physiologischen Blutverlust nicht genügend und gönnen sich zu wenig Zeit zur Regeneration.

Ein blutnährendes Rezept aus der ayurvedischen Medizin:

Sie benötigen drei Datteln, sechs Mandeln und einen Teelöffel Rosinen. Weichen Sie das Ganze über Nacht in ein wenig Wasser ein und entfernen Sie am Morgen die Dattelkerne sowie die Schalen der Mandeln.
Wärmen Sie zwei dl Milch und geben Sie eine Prise Safran (ca. ein Dreiviertel Gramm) plus einen Viertel Teelöffel Kardamom dazu.
Geben Sie zum Schluss die eingeweichten Datteln, Mandeln und Rosinen dazu. Schütteln Sie das Ganze in einem Schüttelbecher zu einem Shake.
Nehmen Sie den Shake eine Stunde vor oder nach dem Essen zu sich.

Die Knie werden in der TCM den Nieren zugeordnet. Die übermäßige Erschöpfung der Substanzen bei der Frau schwächt ebenfalls die Nieren. In unser Therapiezentrum kommen deutlich mehr weibliche Patienten zur Nachbehandlung von Knieprothesen als männliche. Der Rehabilitationsverlauf ist bei den männlichen Patienten in den meisten Fällen besser als bei den weiblichen Patienten. Bei den Frauen entstehen Kniearthrosen aufgrund der Mangelernährung infolge der geschwächten Substanzen.

Auch nach einem chirurgischen Eingriff befindet sie sich in diesem Mangelzustand. Als Folge wird das Knie energetisch zu wenig versorgt, und dies kann einer der Gründe sein, dass die Rehabilitation langsamer verläuft als beim Mann.

In der Heilbehandlung dürfen wir uns nicht nur auf die Behandlung der Knie konzentrieren. Es ist wichtig, die unteren zwei Energiezentren in die Behandlung einzubeziehen.

Die Ursachen für Abnützungen beim Mann liegen eher in einer konstanten Überbelastung, welche zu Abnützungen der passiven Strukturen im Kniegelenk führen. Es handelt sich dabei mehr um ein Stagnations- als um ein Schwächemuster.

Nach einer Knieprothesen-Operation hat der Körper genügend Energie für den Heilungsprozess zur Verfügung, und die Rehabilitation verläuft meistens gut.

Häufiges Erbrechen führt zu einer Schwächung des Milz-Qi.

Ein Beispiel dafür ist die *Anorexia nervosa*, welche bei jungen Frauen häufig vorkommt. Als Folge dieser komplexen Störung kann es zu Qi- und Blutmangel kommen, die sich im erwachsenen Alter auf den Hormonhaushalt auswirken könne.

Häufiges Schwitzen erschöpft das Qi, und eine Qi-Schwäche kann häufiges Schwitzen auslösen. In einem geschwächten Zustand sollten wir uns körperlich nicht zusätzlich überfordern, um durch das Schwitzen nicht noch mehr Qi zu verlieren. Besonders Menschen, die Ausdauersportarten betreiben, müssen darauf achten, ihr Qi, welches sie durch übermäßiges Schwitzen verlieren, immer wieder genügend aufzubauen. Die TCM vertritt die Meinung, dass Fastenkuren und zu häufige Sauna-Besuche ebenfalls das Qi schädigen können. Der sogenannte Jo-Jo-Effekt bei Fastenkuren ist ein Ausdruck dieser Qi-Schädigung. Durch das Fasten fehlt die nötige Nahrung, welche als Basis für das Nahrungs-Qi dient. Die Milz wird dadurch geschwächt und hat am Ende der Fastenzeit Mühe, die wieder zugeführte Nahrung richtig zu transformieren. Der Körper lagert Flüssigkeit und Fett ein und legt Gewicht zu.

Umwelt

In der TCM heißt es: „Die Lunge nimmt das reine Qi auf und gibt das unreine Qi wieder ab." Dies entspricht dem Austausch von Sauerstoff und Kohlendioxid, welcher in der Lunge stattfindet. Das Herz benötigt das reine Qi der Lunge zur Umwandlung von Nahrungs-Qi in Blut.

Luftverschmutzung führt zu einer Zunahme von unreinem Qi in der Umgebung. Die Lunge hat keine Möglichkeit mehr, genügend reines Qi aus der Luft zu absorbieren. Als Folge wird die Blutbildung im Herz geschwächt und das Abwehr-Qi reduziert.

Eine manifestierte Form von Qi in der realen Welt ist unser Sonnenlicht. Treibhausgemüse und Früchte sind nicht im Sonnenlicht gewachsen; sie verfügen über einen deutlichen geringeren Anteil an Qi als sonnengereifte. Der Qi-Pegel unseres Körpers ist aber nur so hoch wie derjenige unserer Luft und unserer Nahrungsmittel. Der Körper kann aus minderwertiger Nahrung kein hochwertiges Qi produzieren.

Das schweizerische Bundesamt für Umwelt, Wald und Landschaft (Buwal) hat eine umfassende Broschüre über den schädlichen Einfluss von Elektrosmog auf die menschliche Gesundheit veröffentlicht.

Das Buwal schreibt hierzu unter anderem: *„Das Frequenzspektrum der elektromagnetischen Strahlung wird grob unterteilt in nichtionisierende und in ionisierende Strahlung. Bei der nichtionisierenden Strahlung unterscheidet man zwischen nieder- und hochfrequenter Strahlung, Infrarot-Strahlung, sichtbarem Licht und Ultraviolett-Strahlung. Technisch erzeugte Nieder- und Hochfrequenzstrahlung wird als Elektrosmog bezeichnet.*

Zum niederfrequenten Bereich gehören die elektrischen und magnetischen Felder von Eisenbahn-Fahrleitungen, Hochspannungsleitungen oder von elektrischen Geräten im Haushalt.

Hochfrequente Strahlung bezeichnet den Bereich von mehr als 30000 Schwingungen pro Sekunde. Dieser Bereich wird zur drahtlosen Übermittelung von Informationen genutzt. Es handelt sich dabei um Sende- und Empfangsanlagen für Radio und Fernsehen, die Mobiltelefonie sowie Richtfunk und Radar.

Zu den ionisierenden Strahlungen gehören Röntgen- und Gammastrahlung. Sie verfügen über genügend Energie, um die Bausteine von Lebewesen (Atome, Moleküle) direkt zu verändern.

Die negativen Auswirkungen von nichtionisierender Strahlung auf die menschliche Gesundheit sind wissenschaftlich erwiesen und unbestritten. Biologische Wirkungen treten auch bei Intensitäten weit unterhalb der international empfohlenen Gefährdungsgrenzwerte auf. Weil die Wissenschaft nicht abschätzen kann, wie schädlich diese Effekte sind, ist Vorsicht das beste Rezept. Bei Feldstärken deutlich unter den internationalen Grenzwerten weisen verschiedene Studien auf biologische Reaktionen hin. Entsprechende Effekte bezeichnet man als unterschwellige Wirkungen.

*Experimente mit Menschen und Tieren ergaben unter anderem Veränderungen im Verhalten und eine Beeinflussung der Lernfähigkeit (*Milz-Qi-Schwäche*) sowie des Hormonsystems.*

*So wurde zum Beispiel das Hormon Melatonin in einer geringeren Menge als sonst üblich ausgeschüttet. Melatonin steuert den biologischen Tag-Nacht-Rhythmus, hat einen stimulierenden Effekt auf das Immunsystem und hemmt das Wachstum von Tumoren. Ein reduzierter Melatonin-Spiegel wird mit Schlafstörungen, Müdigkeit oder depressiven Verstimmungen (*gestörter Qi-Fluss der Leber*) in Verbindung gebracht. Als weitere Wirkung von schwachen Feldern hat die Forschung Veränderungen des Wachstums, des Stoffwechsels und des genetischen Materials von Zellen beobachtet. Es ist also erwiesen, dass es unterschwellige Wirkungen gibt, doch weiß man nicht, wie sie zustande kommen.*

Das Phänomen Elektrosensibilität bezeichnet die Fähigkeit gewisser Menschen zur bewussten Wahrnehmung von schwacher elektromagnetischer Strahlung, was in Experimenten gemessen werden kann. Der Mensch hat kein Sinnesorgan, um nichtionisierende Strahlung direkt wahrzunehmen. Dennoch scheint es besonders empfindliche Leute zu geben, die selbst schwache Felder wahrnehmen können. Und zum Teil führen Personen ihre gesundheitlichen Symptome auf Elektrosmog zurück. Sie klagen häufig über unspezifische Symptome wie Schlafstörungen, Kopfschmerzen, Nervosität, allgemeine Müdigkeit, Konzentrationsschwäche, quälende Ohrgeräusche (Tinnitus), Schwindel, Glieder- oder Herzschmerzen.

Im Zusammenhang mit Elektrosensibilität und -sensitivität sind viele Fragen offen, und es besteht noch ein erheblicher Forschungsbedarf.“

Dieser Artikelauszug bestätigt meine persönliche Wahrnehmung. Ich bin der Meinung, dass diese Gefahrenquelle einen gravierenderen Einfluss auf die menschliche Gesundheit hat, als die meisten Menschen annehmen.

Die Wissenschaft hat keine Kenntnisse über die Wirkungsentstehung von Störungen durch nichtionisierende Strahlung, weil sie zum Teil noch zu sehr in ihrem persönlichen Feld gefangen ist.
Sobald es eine Zunahme von wissenschaftlichen Vertretern gibt, die sich für „metaphysische Phänomene" interessieren und ihre Forschungen auch auf diese Gebiete ausweiten, wird es gelingen, genügend Kenntnisse darüber zu erlangen.

Der Mensch hat keine materiellen Sinnesorgane zur Wahrnehmung dieser Felder. Er besitzt aber die Fähigkeit, seine Sinnesorgane in einen geistigen Bereich zu erweitern, um Frequenzen außerhalb der sichtbaren Welt wahrzunehmen. Die Frage, welche ich mir oft stelle, lautet: Wenn der Mensch fähig ist, auf einer anderen Ebene wahrzunehmen, ist er dann nicht auch fähig zu erkennen, wo er manipuliert und gesteuert wird? Er wird zu einem freien und unabhängigen Individuum. Ich bin mir aber nicht sicher, ob dies in jedermanns Sinn ist.

Zu Beginn des Handy-Zeitalters spürte ich einen Sekundenbruchteil bevor ich eine SMS erhielt eine „Signalwelle".

Diese Differenzierung gelingt mir heute nicht mehr. Durch die vielen Frequenzen spüre ich konstant ein unterschwelliges Brummen im Kopf, und eine absolute Klarheit erlange ich fast nur noch in den Bergen, wo kein Funkempfang existiert. Wenn ich mein Handy in der Hosentasche trage, was ich höchst selten mache, dann wird innerhalb von Sekunden mein gesamter Beckenbereich kühl und mein Nieren-Qi angegriffen. Schreibe ich zu viele SMS, werden Meridiane der Hand durch die Handystrahlen geschwächt, und ich spüre, wie mein Arm ermüdet.

Ein über Nacht eingeschaltetes Handy im Schlafzimmer löst bei mir die gleichen Symptome aus, wie sie im vorherigen Artikel (Buwal) beschrieben wurden. Ich bin mir absolut sicher: Je komplexer die Kommunikationstechnologie wird, desto störender wirkt sie sich auf unsere feinstofflichen Systeme aus.

Es ist nicht die Frage, ob sie die Strahlung wahrnehmen oder nicht. Das Entscheidende ist, dass die Menschen auch ohne diese Wahrnehmung in ihrer Gesundheit beeinträchtigt werden. Unsere gesamte Gesellschaft ist auf Stress, Druck und Leistung ausgerichtet. Ohne Ruhe verlieren wir die innere Wahrnehmung.

Vielleicht ist dies aber der wahre Hintergrund des Medien- und Kommunikationswahns, den wir in der heutigen Zeit erleben. Der Mensch darf nicht mehr zur Ruhe kommen, um zu spüren, wer oder was er ist: Ein feinstoffliches Wesen, welches auf verschiedenen Ebenen existiert und den direkten Zugang zu den schöpferischen Kräften hat. Vielleicht liegt der Sinn im Ganzen darin, den Menschen auf seine materielle Daseinsebene zu reduzieren, ihn von seinen schöpferischen Kräften abzuschneiden, damit er nicht mehr fähig ist, selbstständig zu denken und zu handeln.

Versuchen Sie, elektrische Strahlungsquellen in Ihrem Behandlungsraum auf das Minimum zu reduzieren, und bitten Sie Ihre Klienten, das Handy ganz abzustellen und nicht nur auf lautlos zu belassen.

Karma (Ursache und Wirkung)

Die feinstofflichen Körper (Aura-Schichten) dienen als Speicher für die mentalen und emotionalen Muster. Sie enthalten sämtliche Erfahrungen aus all unseren Inkarnationen. Diese gespeicherten Informationen beeinflussen die Funktion unseres Ätherleibs, welcher zur Aufrechterhaltung der physischen Gesundheit dient. Mit der Geburt senkt sich das Bewusstsein in die materielle Ebene des physischen Körpers, und wir verlieren den bewussten Zugang zu dem gespeicherten Wissen aus den subtilen Ebenen unserer Daseinsform. Auch ohne den bewussten Zugang zu diesen Dimensionen werden wir von den gespeicherten Erfahrungen aus unseren vergangenen Inkarnationen täglich beeinflusst. Einerseits über das Unterbewusstsein, welches die Handlungen des Menschen mitprägen, andererseits über den ätherischen Körper, welcher für die Gesundheit verantwortlich ist.

Mit dem Tod zieht sich das menschliche Bewusstsein in die feinstofflichen Körper zurück. Sowohl der physische als auch der ätherische Körper lösen ihre Form auf.

Mit jeder Inkarnation kreieren wir positive und negative neue Elementale. Sie sind feinstoffliche Manifestationen der Gedanken und der Gefühle und nicht an die physische Manifestation gebunden. So gesehen, sind sie über den Tod hinaus wirksam und können uns in den folgenden Inkarnationen weiter beeinflussen. Unser Karma wird durch die Qualität unserer Elementale bestimmt.

Positive Elementale ziehen positive Ereignisse in unser Leben, beeinflussen künftige Inkarnationen und bilden so ein positives Karma. Negative Elementale ziehen negative Ereignisse an und kreieren ein negatives Karma.

LEITSYMPTOME DER ENERGETISCHEN ORGANFUNKTIONEN

Allgemeine Symptome bei einer Energie(QI)-Schwäche

Körperliche und geistige Müdigkeit, blasses Gesicht, die Beschwerden werden durch Anstrengung verschlimmert. Der Körper kann bei einer Anstrengung nicht mehr genügend Energie zur Verfügung stellen.

Schwäche der Milz

Vor allem Müdigkeit nach dem Essen. Die Milz ist geschwächt und verfügt über zu wenig Energie, um die Nahrung umzuwandeln. Allgemeines Schwächegefühl, Appetitverlust, dünner Stuhlgang oder Verstopfung. Flüssigkeitsansammlung im Körper. Die Milz hat zu wenig Energie, um die aufgenommene Flüssigkeit umzuwandeln. Schwäche der Extremitäten. Die Energieversorgung der Muskulatur in den Extremitäten ist vermindert, und die Muskelleistung nimmt ab.

Der Mensch grübelt oder sorgt sich ständig. Mit einer schwachen Milz kann er seine Gedanken nicht mehr steuern.

Gekochte warme Mahlzeiten, warme Getränke und Qi Gong-Übungen können unter anderem die Milz stärken.

Schwäche der Lunge

Mühe mit der Atmung (Kurzatmig), Erkältungsanfälligkeit, Neigung zu spontanem Schwitzen. Mit einer geschwächten Lunge neigt der Mensch zu Traurigkeit, ist oft weinerlich und hat eine schwache Stimme.

Gekochter Rettich sowie gekochte Birnen stärken unter anderem die Energie der Lunge.

Schwäche des Herzens

Herzklopfen, welches durch Anstrengung ausgelöst wird, Vergesslichkeit und eine allgemeine innere Unruhe.

Hier finden wir eine Parallele zwischen der TCM und der ayurvedischen Medizin. Beide Systeme betrachten als wichtigstes Leitsymptom bei einer Herzschwäche: „Herzrasen bei Anstrengung".

Auch in der ayurvedischen Medizin ist das Herz der Sitz des Blutes (*Rhasadatu*). Kommt es zu einer *Rhasadatu*-Verminderung, wird der Herzmuskel nicht mehr genügend ernährt oder befeuchtet (Lumbrication). Es kommt zu Schlafstörungen, Herzrasen bei Anstrengung und einem Leeregefühl im Brustbereich.

Empfehlung einer Sofortmaßnahme aus der ayurvedischen Medizin: „Eine Dattel entsteinen und zerkleinern. Die zerkleinerte Dattel in einem Glas Wasser einlegen. Nach einer Stunde die Dattelstücke auspressen und das Dattelwasser trinken."

In der ayurvedischen Medizin ist die Abnahme des *Rhasadatu* mit einer Herzschwäche eine der wichtigsten Ursachen für ein Burnout.

Der Grund für eine *Rhasadatu*-Verminderung liegt in einem zu schwachen Verdauungsfeuer (*Agni*). Das Verdauungsfeuer entspricht der Energie, welche der Körper benötigt, um die Nahrung umzuwandeln. Es wird geschädigt durch eine schlechte Nahrungsqualität, unregelmäßige Nahrungsaufnahme, Nahrungsaufnahme unter Stress oder einem Gefühl der Wut im Bauch und durch zu viel oder zu wenig Essen.

Die ayurvedische Medizin empfiehlt folgende Maßnahmen:

„Vermeiden von scharfen und sauren Nahrungsmitteln. Die Nahrungsaufnahme soll mehr als dreimal täglich erfolgen und aus kleinen Mahlzeiten bestehen."

FEINSTOFFLICHE DIAGNOSTIK

Die ayurvedische und chinesische Medizin verwendet die folgenden diagnostischen Methoden: Anamnese (Befragung), Inspektion, Palpation (Tastbefund), Pulstastung, Zungendiagnostik.

Je nach Wissensstand besteht die Möglichkeit, diese diagnostischen Methoden in die Behandlungen zu integrieren.

Die feinstoffliche Diagnose erfolgt in der Regel über die Verbindung zu unserem Geistführer. Wenn ein Heiler hellsichtig oder hellfühlend ist, kann er diese Begabung als diagnostisches Hilfsmittel in seine Behandlungen einbeziehen.

Die Gabe des Hellfühlens wurde mir in die Wiege gelegt. Sie begleitet mein tägliches Schaffen. Im Verlauf meiner dreißigjährigen Erfahrung habe ich gelernt, sie voll auszuschöpfen. Deshalb gelingt es mir, Störfelder wahrzunehmen und in den meisten Fällen richtig zu diagnostizieren.

Die präzise Wahrnehmung von feinstofflichen Disharmonien ist abhängig vom körperlichen und seelischen Gleichgewicht des Behandlers. Sie bleibt aber subjektiv und ist deshalb kein Garant für eine hundertprozentig sichere Diagnose. Hellfühlen ist eine hilfreiche Unterstützung der Behandlung, ersetzt aber nie die medizinische Diagnose.

Wie wird das Hellfühlen geschult? Legen Sie verschiedene Gegenstände aus der Natur, dem Haushalt oder dem Beruf auf einen Tisch. Ertasten Sie mit verbundenen Augen die Form, Konsistenz sowie die Oberfläche der einzelnen Gegenstände.

Schulen Sie Ihren Tastsinn bei jeder Gelegenheit. Sammeln Sie sich vor der Übung und bleiben Sie während des Tastens konzentriert. Durch regelmäßige Wiederholung verfeinert sich Ihr Sinn.

Sobald Sie sich sicher fühlen, erweitern Sie Ihr Übungsfeld. Versuchen Sie, das Energiefeld Ihres Kindes, Ihres Partners oder Ihres Haustiers mit den Händen wahrzunehmen.

Zu diesem Zweck schließen Sie die Augen, öffnen Sie die Arme und platzieren Sie Ihre Hände in einem Abstand von ca. dreißig Zentimetern seitlich von Ihrem Kind oder Partner.

Bewegen Sie Ihre Hände gleichzeitig langsam in Richtung Körperoberfläche und versuchen Sie, eine Änderung der Energiedichte im Energiefeld zu erspüren. Je näher Sie kommen, desto dichter wird es. Der ätherische Körper überlagert die physische Struktur um ca. fünf bis zehn Zentimeter. Mit der Zeit wird es Ihnen gelingen, seinen Rand zu ertasten.

Sämtliche physische Störungen manifestieren sich im Ätherleib und sind über die Hände wahrnehmbar.

Fahren Sie mit beiden Händen langsam nahe am Körper entlang und versuchen Sie, Unterschiede im Energiefeld wahrzunehmen. Richten Sie Ihre Aufmerksamkeit zuerst auf Temperaturunterschiede (warm, kalt). Das Energiefeld im Kopfbereich ist am leichtesten zu ertasten. Vergleichen Sie rechts und links, vorne und hinten, aber fahren Sie mit der Hand nicht über den Bereich des Schädeldachs. Es erzeugt einen Druck und ist unangenehm.

Wiederholen Sie den gleichen Vorgang am Oberkörper, und stellen Sie immer Vergleiche an.

Praktizieren Sie diese Übung einige Tage und richten Sie danach ihren Fokus auf die Empfindung von leicht und schwer sowie feucht und trocken.

Vermeiden sie am Anfang eine Interpretation Ihrer Wahrnehmung.

Wenn Sie sich in Ihrer Wahrnehmung sicher fühlen, nehmen Sie bei verschiedenen Menschen unterschiedlichen Alters jede Möglichkeit wahr, um das Energiefeld abzutasten. Die Energie eines Kindes ist deutlich aktivierter, bewegter und eventuell wärmer als die eines älteren Menschen. Das Gleiche gilt bei jungen Tieren.

Hellfühlen ist eine subjektive Empfindung, und jeder Heiler entwickelt seine persönliche Übersetzung der gefühlten Störungen. Eine

Kälteempfindung interpretiert ein Heiler als Stagnation, ein anderer als Schwäche. In beiden Fällen sollten Sie, trotz unterschiedlicher Wahrnehmung, auf die gleiche Diagnose kommen.

Als Erstes spürt man die Energie über die Hände, kann die Empfindung aber in der Regel noch nicht richtig einordnen.

Klagt jemand in Ihrem Bekanntenkreis über Beschwerden, fragen Sie, ob Sie als Übung die Hände auflegen dürfen. Beginnen Sie das Auflegen der Hände mit dem feinstofflichen Abtasten des Energiefeldes im Störungsbereich. Bewegen Sie Ihre Hände langsam. Fahrige Bewegungen sind für den Klienten unangenehm. Vergleichen Sie das Störungsfeld mit einem harmonischen Gebiet, und spüren Sie den Unterschied.

Zur Beurteilung der Disharmonie stellen Sie sich die folgenden Fragen: Fühlt sich das Energiefeld warm oder kühl, heiß oder kalt, schwer oder leicht, trocken oder feucht und klebrig an?

Visualisieren Sie sich die Störung, und fragen Sie nach der Farbe, die der Disharmonie entspricht.

Dieser Vorgang sollte nicht länger als fünf Minuten dauern. Stimmen Sie sich dann aus einer gesammelten Haltung auf Ihren Geistführer ein, und bitten Sie ihn um seine Hilfe. Warten Sie, bis Sie von seiner Bewegung erfasst werden. Mit der Zeit kennen Sie seine Ausstrahlung und spüren, wenn sein Feld das Ihre überlagert.

Bleiben Sie während der gesamten Behandlung gesammelt, und lassen Sie Ihre Hände von Ihrem Geistführer bewegen. Die Bewegungen sind nie schnell und unkoordiniert, sondern immer langsam und fließend. Die größte Herausforderung besteht darin, die Sammlung nicht zu verlieren und Geduld zu bewahren. Wenn die Hände ruhig auf dem Körper verweilen, warten Sie, bis die Bewegung wieder einsetzt, und funken Sie nicht in den Behandlungsablauf hinein.

Die Behandlung ist dann beendet, wenn sich Ihr Helfer zurückgezogen hat. Verweilen Sie noch einige Minuten in der gesammelten Haltung, und senden Sie ihrem Geistführer Gedanken der Dankbarkeit.

Beschwerden in einer bestimmten Körperregion können andersgeartete Ursachen haben und sich unterschiedlich im Energiefeld manifestieren. Damit Sie diese unterscheiden können, benötigen Sie Übung.

Kopfschmerzen sind ein gutes Beispiel dafür:

Migräne äußert sich meist durch stechende, pulsierende Schmerzen im Schläfenbereich. Es handelt sich um einen lokalen Energieüberschuss im Kopf, verursacht durch eine Leberdisharmonie. Das Energiefeld an den Schläfen fühlt sich unter Ihren Händen wie ein aktiver Vulkan an: Heiß, pulsierend und funkensprühend.

Stechende und pulsierende Schmerzen, die sich durch Druck verschlimmern, deuten auf einen Energieüberschuss (Fülle) hin.

Dumpfe Kopfschmerzen im Bereich des Schädeldachs werden unter anderem durch eine Schwäche der Leberfunktion verursacht. Das Energiefeld fühlt sich meist warm oder leicht kühl, schwer und feucht an.

In der Regel werden diese Beschwerden durch eine Kopfmassage gelindert.

Dumpfe Schmerzen, die sich durch Druck verbessern, deuten auf einen Energiemangel (Leere) hin.

Kopfschmerzen im Stirnbereich werden dem Magen zugeordnet. Sie können aufgrund eines Energiemangels (Leere) oder Energieüberschusses (Fülle) auftreten, und es besteht die Möglichkeit, dass man einen Leere- oder Fülle-Zustand im Energiefeld spürt.

Um Störungen richtig einzuordnen, ist es wichtig, möglichst viele Erfahrungen zu sammeln. Nutzen Sie die Gelegenheiten, die sich Ihnen bieten, um Ihre unterschiedlichen feinstofflichen Muster im Energiefeld der Patienten zu erfühlen.

Die Arbeit im feinstofflichen Bereich kann sehr erschöpfend sein und ist nicht immer angenehm.

Ein Patient ist mit seinen Gedanken und Gefühlen oft in einer Negativspirale gefangen. Sein Leben dreht sich nur noch um die Krankheit. Sorgen und Ängste trüben seine mentalen und emotionalen Schichten der Aura, und die feinstofflichen Organfunktionen sind durch die Krankheit und die regelmäßige Einnahme von Medikamenten geschwächt.

Das Energiefeld um den Patienten fühlt sich schwer, feucht und träge an, und die Farben seiner Aura sind dumpf und dunkel.

Als Behandler ist es nicht einfach, sich den ganzen Tag in geschwächten Energiefeldern von Patienten aufzuhalten.

Man darf sich auf keinen Fall überfordern. In einem erschöpften Zustand verlieren wir die Konzentration und sind nicht mehr gesammelt und in Verbindung mit unserem Geistführer. Nur unsere gesammelte Haltung und die Verbindung zu unseren geistigen Helfern bewahren uns vor Energieverlust!

Es ist nicht das Ziel, ein *erfolgreicher* Heiler zu werden.

Nach dem Motto „Der Weg ist das Ziel“ ist es wichtig, durch regelmäßiges Üben die Konzentrationsfähigkeit zu verbessern und an der Entwicklung der eigenen Persönlichkeit zu arbeiten. Heilungsresultate ergeben sich von alleine und stellen sich meist dann ein, wenn wir sie nicht erwarten.

DER ABLAUF EINER HEILUNGSSITZUNG

In der Heilbehandlung wird der Behandlungsablauf durch unseren Geistführer bestimmt. Trotzdem schadet es nicht, verschiedene Varianten von Behandlungsabläufen zu kennen. Sie geben Ihnen am Anfang Ihrer Heilertätigkeit eine gewisse Sicherheit, bis Sie das nötige Vertrauen haben, sich voll und ganz auf Ihre Geistführer einzulassen.

Heilbehandlung im Sitzen

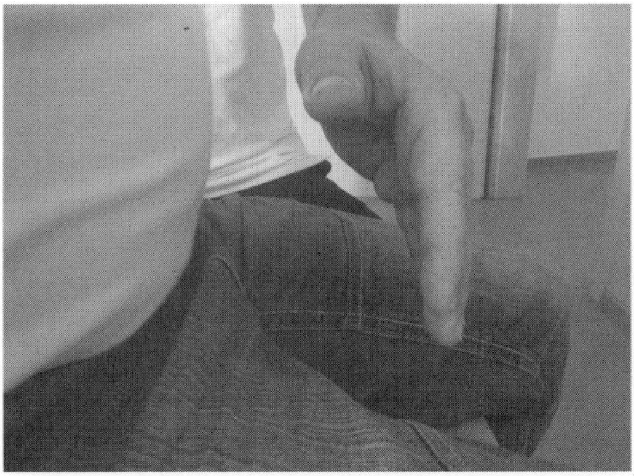

Setzen Sie sich seitlich zu Ihrem Klienten, und beginnen Sie im Beckenbereich. Es ist von Vorteil, zuerst die Basis auszugleichen und zu stärken, bevor der Bereich oberhalb des Sonnengeflechts behandelt wird. Die untersten drei Energiezentren nähren Herz-, Kehl-, und Stirn-Zentrum.

Platzieren Sie eine Hand ventral (vorne), die andere dorsal (hinten) vom Patienten im Abstand von ca. 20 Zentimetern zur Körperoberfläche im unteren Beckenbereich.

Vermeiden Sie jegliche physische Berührung des Intimbereichs. Vergleichen Sie die Energiestärke ventral und dorsal. Falls Sie einen Energieunterschied wahrnehmen, stimmen Sie sich auf das heilende Feld ein und visualisieren Sie, wie aus Ihren Händen ein Licht strömt. Lassen Sie das Licht so lange zwischen den Händen strömen, bis sich die Energie ventral und dorsal ausgeglichen anfühlt. In der Regel genügt es, einfach zu warten. Der Energieausgleich stellt sich von alleine ein.

Beschwerden der Organe im Beckenbereich: Harmonisieren Sie als ersten Schritt das Basis-Zentrum sowie das Hara.
Im zweiten Schritt erfolgt die Lokalbehandlung der betroffenen Organe.

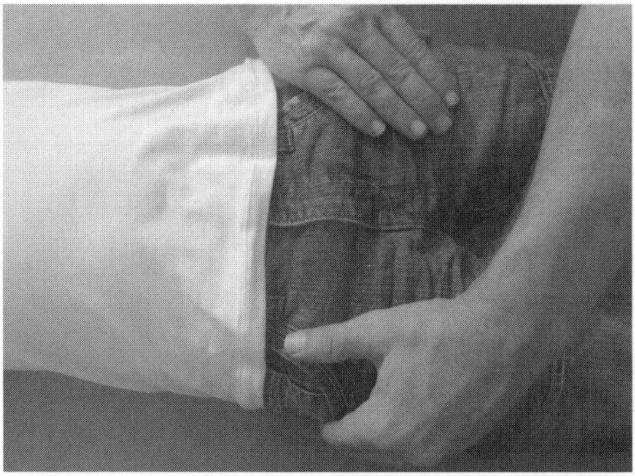

Hüftbeschwerden: Harmonisieren Sie das erste und zweite Zentrum und anschließend die Hüfte.

Kniebeschwerden: Harmonisieren Sie das erste und zweite Zentrum und danach die Niere. Behandeln Sie im zweiten Schritt die Knie, und verbinden Sie danach Niere und Knie miteinander.

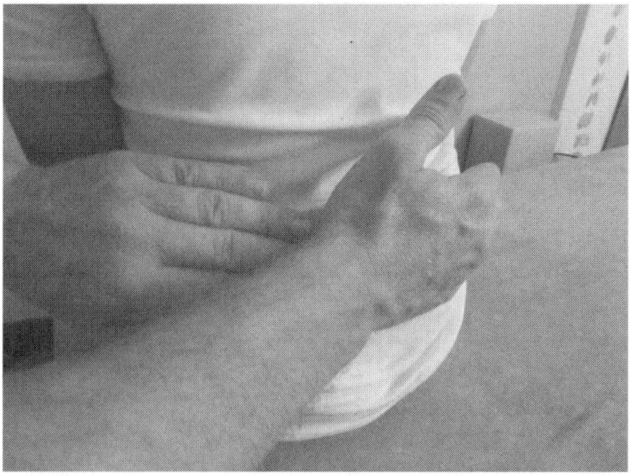

Unruhige Beine (Restless-Legs-Syndrom): Harmonisieren Sie das erste und zweite Zentrum, danach Leber, Niere und Dickdarmregion.

Beinödeme: Harmonisieren Sie das erste und zweite Zentrum, danach Niere, Milz und Herz.

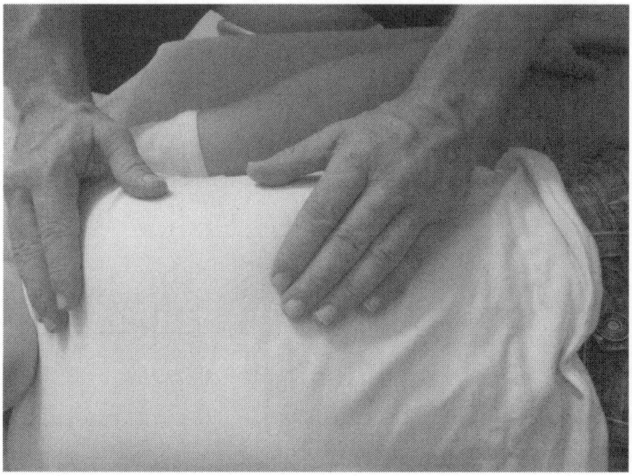

Darmbeschwerden: Harmonisieren Sie das zweite Zentrum und danach den Darmbereich.

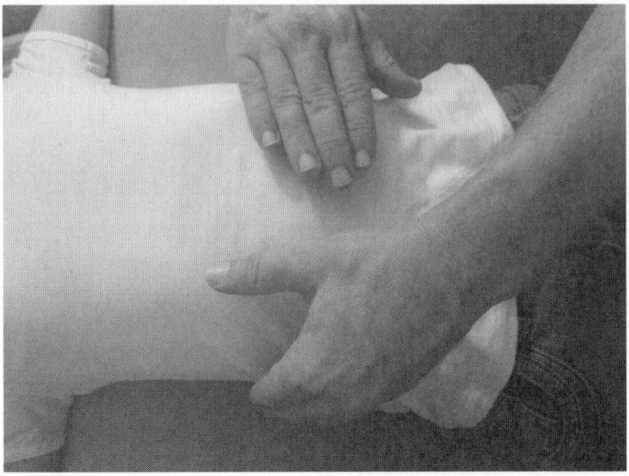

Magenbeschwerden: Harmonisieren Sie das Solarplexus-Zentrum und anschließend den Magenbereich.

Leberbeschwerden: Harmonisieren Sie das Solarplexus-Zentrum und anschließend die Leber.

Lungenbeschwerden: Harmonisieren Sie alle unteren Zentren sowie das Herz-Zentrum und anschließend Niere und Lunge.

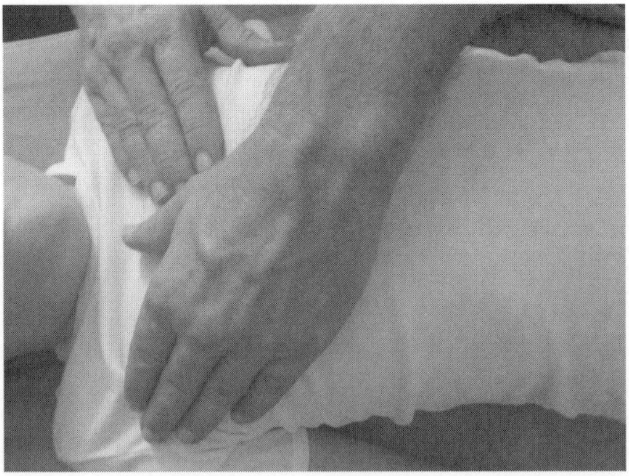

Schulterbeschwerden: Harmonisieren Sie das Sonnengeflecht, Herz- und Kehl-Zentrum und anschließend Leber (Qi-Fluss), Halswirbelsäule, Nacken und Schulter.

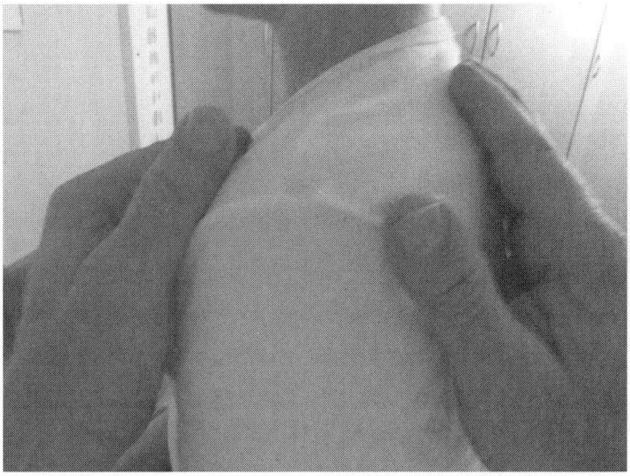

Ellbogenbeschwerden: Harmonisieren Sie das Solarplexus-Zentrum, welches sich auf Ellbogenhöhe befindet. Disharmonie in einem Energiezentrum beeinträchtigt sämtliche Strukturen, die sich auf gleicher Höhe befinden.

Harmonisieren Sie die Leber für einen harmonischen Qi-Fluss, das Kehl-Zentrum, den Schultergürtel und den Ellbogen.

Handgelenkbeschwerden: Harmonisieren Sie das zweite Zentrum, das Sonnengeflecht, die Leber, den Nacken, den Schultergürtel und zum Schluss das Handgelenk.

Nackenbeschwerden: Harmonisieren Sie die unteren drei Zentren sowie die Leber. Harmonisieren Sie das Kehl-Zentrum, die Halswirbelsäule, den Nacken und Schultergürtel.

Legen Sie eine Hand an die Basis der Wirbelsäule, die andere auf die Halswirbelsäule und visualisieren Sie ein Licht, welches durch die Wirbelsäule von der unteren Hand zur oberen Hand strömt.

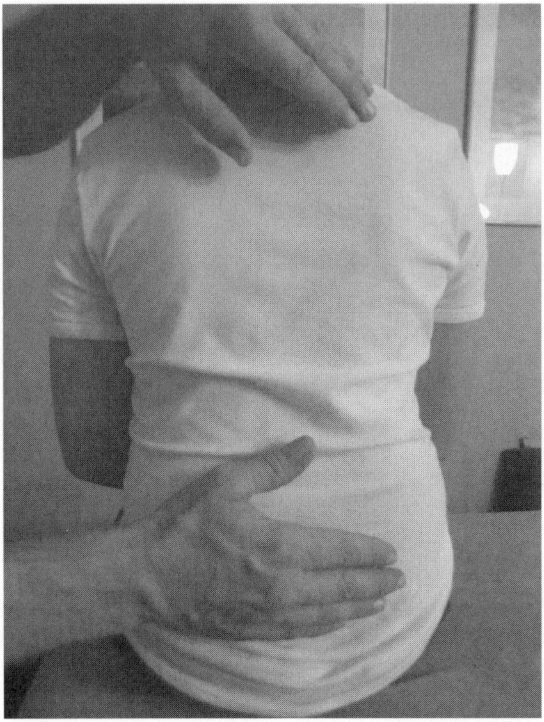

Kopfschmerzen: Harmonisieren Sie alle unteren drei Zentren. Behandeln Sie Leber, Nacken und Schultergürtel und zum Schluss den Kopfbereich.

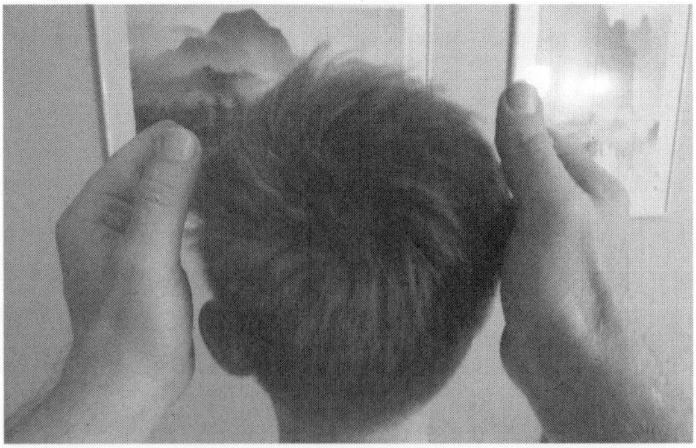

Die beschriebenen Behandlungsabläufe sind Möglichkeiten und können beliebig zusammengesetzt werden. Sie dienen als Vorstufe und Einstieg in das Heilen, entsprechen aber noch nicht dem eigentlichen Geistheilen.

Sammeln Sie sich vor jeder Behandlung, und bitten Sie um Führung. Wenn Sie das Gefühl bekommen, dass eine größere Kraft Sie bewegt, lösen Sie sich vom vorgegebenen Ablauf und überlassen Sie sich dieser Führung. Ihre Reise hat begonnen.

Das Wissen, welches ich Ihnen in diesem Buch vermitteln möchte, dient als Wegweiser und Einstiegshilfe in das Geistheilen. Sämtliche Bücher, die Sie über das Heilen lesen, werden Ihnen aber letztendlich nichts nützen, solange Sie nicht den Sprung ins kalte Wasser wagen und mit dem Heilen beginnen.

Lassen Sie sich, aus einer gesammelten Haltung, von Ihrem Geistführer bewegen und seine Kraft und Liebe durch Sie und Ihre Hände wirken.

NACHWORT

Mit diesem Buch erfüllt sich ein langgehegter Wunsch. Ich hätte es wohl kaum geschrieben, hätte ich nicht unverhofft ein Angebot von meinem Verleger erhalten. Für sein Vertrauen in meine Arbeit bin ich ihm sehr verbunden.

Dankbar bin ich aber auch all jenen, die mir ihr Wissen weitergegeben haben. Jenen, die meinen Weg fördernd begleitet und mich zu dem gemacht haben, was ich heute bin.

Eingeschlossen meine geistigen Helfer für ihre wundervolle Energie und ihren Beistand.

Ganz besonders danke ich meinen Eltern für ihre stete und unermüdliche Unterstützung. Meinen Kindern, denn: Wer keine Kinder hat und erzieht, weiß vom Leben nur die Hälfte.

Aber auch meiner Lebenspartnerin für die Überarbeitung und aufbauende Kritik sowie ihrer Familie für die vielen kleinen Hilfeleistungen.

Danke meinen Freunden für das Verständnis meines zurückgezogenen Schaffens in den letzten Monaten.

Urs Gisler

Kontakt zum Autor:
urs.gisler@heilerschuleschweiz.ch

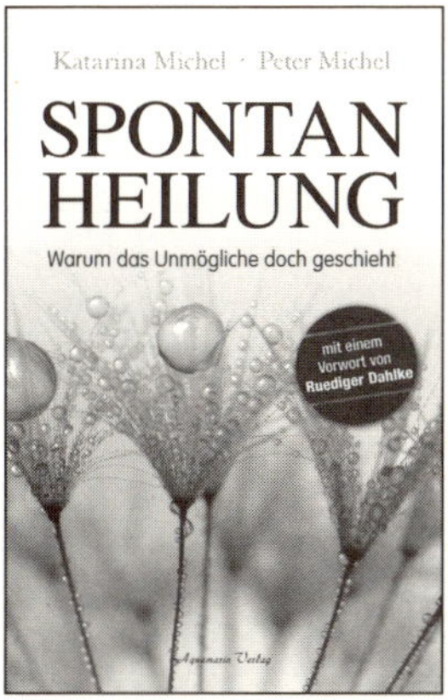

K. u. P. Michel
Spontanheilung
Warum das Unmögliche doch geschieht
Katarina und Peter Michel zeigen in ihrem Mut machenden und Hoffnung schenkenden Buch auf, dass der „Heilungskosmos" offensichtlich weitaus größer und mannigfaltiger ist, als das gegenwärtige orthodoxe medizinische Weltbild annimmt. Es geschehen die ungewöhnlichsten Heilungen auf meist völlig unerwartete Weise. In diesem Buch werden zahlreiche Fallbeispiele dokumentiert. Es scheint auch hinter den kaum fassbaren „Wunderheilungen" eine verborgene Ordnung zu liegen. Ein ermutigendes Werk, das wieder einmal die alte Wahrheit belegt: „Wer nicht an Wunder glaubt, ist kein Realist!"

978-3-89427-673-7, HC, 192 S.

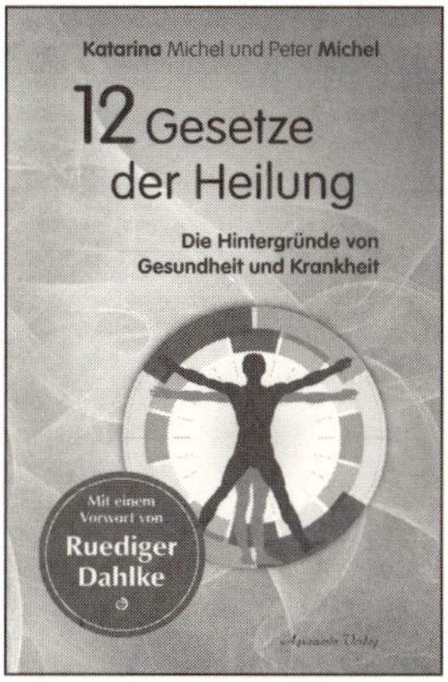

K. u. P. Michel
12 Gesetze der Heilung
Die Hintergründe von Gesundheit und Krankheit
Die „Zwölf Gesetze der Heilung" stellen keinen „How-to-do-Ratgeber" dar, sondern behandeln das Wesen von Gesundheit und Krankheit von ihrem Ursprung her. Wer diese „Zwölf Gesetze" in seinem Leben verwirklicht, wird möglicherweise zu seiner eigenen Überraschung feststellen, dass er keine äußere Behandlung mehr benötigt. Er wird unzweifelhaft erkennen: „Wahre Heilung beginnt im Inneren!"

978-3-89427-560-0, HC, 192 S.

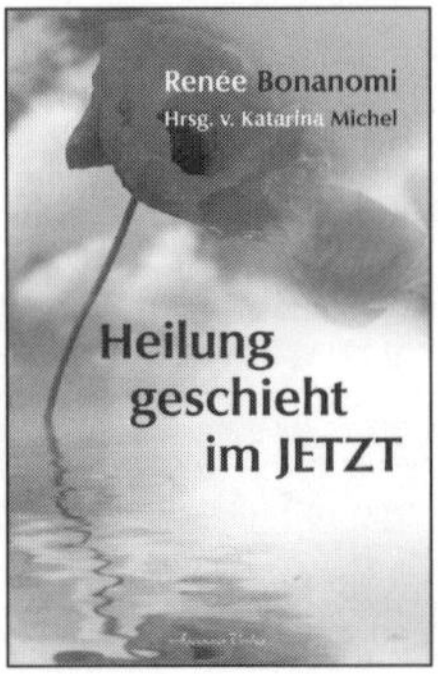

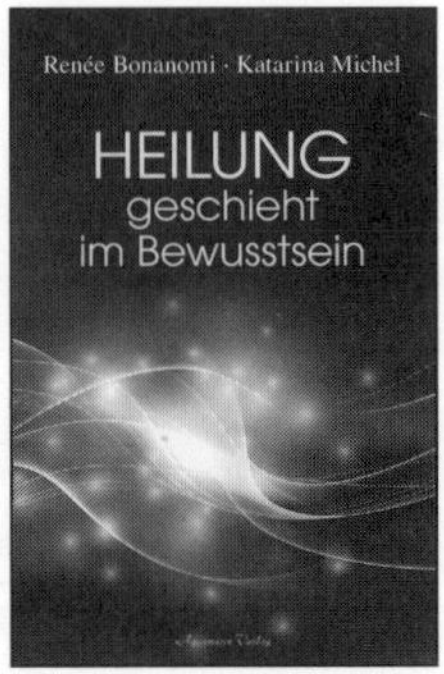

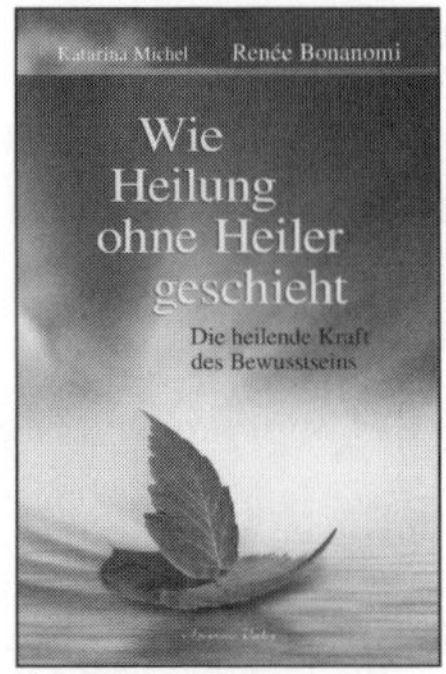

Renée Bonanomi

Heilung geschieht im Bewusstsein
Renée Bonanomi
Katarina Michel
Als Fazit und Schlussstein ihrer heilerischen Arbeit legt Renée Bonanomi nunmehr ein Buch vor, in dem sie nachweist, dass ein Faktor von entscheidender Bedeutung ist – das Bewusstsein. Die Hauptaufgabe eines Heilers besteht darin, seinem Patienten einen Zugang zu seiner eigenen Innerlichkeit zu verschaffen; denn dort liegen in den meisten Fällen die Ursachen für eine Erkrankung. Nur wer sich über die Kraft seiner Gedanken, Gefühle und Wünsche im Klaren ist, beginnt zu verstehen, welche körperlichen Entwicklungen diese geistigen Prozesse auslösen.
978-3-89427-702-4, HC, 160 S.

Heilung geschieht im Jetzt
Renée Bonanomi
Hrsg. v. Katarina Michel
Renée Bonanomi zählt zu den Stillen im Lande. Dennoch ist sie im Laufe mehrerer Jahrzehnte zur bedeutendsten geistigen Heilerin der Schweiz geworden, was für ihre außergewöhnlichen Fähigkeiten spricht. Dieses Buch über Geistheilung ist bahnbrechend, weil niemals zuvor mit solch unbestechlicher Klarheit die ewigen GESETZE des Heilens dargelegt wurden. Kein Heiler darf gegen diese Gesetze verstoßen, andernfalls wird ihm seine Gabe genommen werden.
978-3-89427-594-5, HC, 192 S.

Wie Heilung ohne Heiler geschieht
Die heilende Kraft des Bewusstseins
Renée Bonanomi
Hrsg. v. Katarina Michel
Nicht der Heiler heilt, sondern die Heilung geschieht durch inneres Erwachen! Ein radikales Buch, das mit vielen Illusionen auf dem Feld des Heilens aufräumt und dem Einzelnen wieder seine Eigenverantwortung zurückgibt.
978-3-89427-636-2, HC, 160 S.